みんなねっとライブラリー

心の病の夫と生きていく方法

統合失調症、双極性障害、うつ病…
9人の妻が語りつくした結婚、
子育て、仕事、つらさ、そして未来

蔭山正子

監修：(公社)全国精神保健福祉会連合会

PENCOM

心病む夫と生きていく方法

統合失調症、双極性障害、うつ病…
9人の妻が語りつくした結婚、子育て、仕事、つらさ、
そして未来

◎表記につきまして

・本書では、「しょうがい」を「障がい」と表記しています。ただし、法律用語や固有名詞などにつきましては「障害」と表記しています。

・本書で「支援者」という場合は、専門性をよりどころとする専門職をさすものとします。

はじめに

あなたはひとりじゃない

ある日、夫のようすがいつもと違う。明るく優しい夫が心の病を患った。
仕事に行けず、一日中家にいる夫。
子どもも小さく、これからの人生を考えると不安で押しつぶされそうになる妻。

統合失調症、双極性障害、うつ病… 今まで他人事だったかもしれません。
実は一生のうちに４人から５人に１人は発症する身近な病です。

本書は、このような精神疾患を患った夫と暮らす妻の体験を紹介する本です。
７人の妻による座談会と、４人の体験談を通して、妻がどのような困難にぶつかり、どう乗り越えてきたのか、そして、どのように変わったのか、ひとつひとつに向き合い、一緒に考えていきます。

私は、精神障がいのある家族の方を支援する研究を通して、精神障がい者家族会に関わらせてもらってから20年以上がたちますが、夫や妻が精神疾患を患っている皆さんの配偶者会に参加したのはまだ4年前のことです。

そして配偶者会に参加した方々にインタビューをさせていただき、詳しくお話を伺いました。配偶者でも特に妻の体験は、同じ女性として衝撃を受けました。

私も昔、子育てをしながら保健所で保健師として働いていました。当時、夫は深夜まで仕事をしていたので仕方がないのですが、育児、家事、仕事のほぼすべてをこなす、いわゆる「ワンオペ」（ワンオペレーション）でした。

仕事を誰よりも早く切り上げ、ダッシュで保育園に閉園直前に滑り込み、帰宅後は料理や洗濯などをこなして寝る毎日でした。自分が女性であることなど忘れ、髪を振り乱して必死にこなしていました。

しかし、配偶者会やインタビューで聞いた、精神疾患を患う夫と暮らす妻の苦労は、私の苦労など比べ物にならなかったのです。彼女たちには夫の病気のことを勉強する時間も、気持ちの余裕もなく、日々の生活を回すことに追われ、自身が体調を崩すことさえありました。専業主婦だった奥様が慣れないパートを始め、経済的に家計を支えていることもありました。

それほどまでにがんばっているのに、親族や支援者、時には夫にさえ認めてもらえず、「私の人生って何だろう」と語られる方もいました。

彼女たちの生活は、私の想像を超えており、この現状を多くの方に知ってもらわなければいけないのではないかと思わされたことが本書の作成につながりました。

配偶者に支援が必要になった背景には、時代の変化もあると思います。精神疾患の方への支援は、長い間、統合失調症をモデルに形づくられてきました。

時代は変わり、外来患者数では、うつ病や双極性障害など他の精神疾患が増えてきました。疾患によって発症しやすい年齢が異なるため、家庭をもち、子どもができてから発病される方も多くなっています。

そして、統合失調症などの精神疾患があっても地域で当たり前の生活ができるように支援の在り方も変化してきました。当たり前の生活には、単身生活だけでなく、配偶者や子どもとともに暮らす家庭生活も含まれなければならないと思います。精神疾患の方の支援には、ご本人だけでなく、配偶者や子どもにも届けられる必要があると強く思っています。

支援の在り方を検討するには、支援ニーズを把握する必要がありますが、これまで配偶者の体験が着目されることはほとんどありませんでした。配偶者ならではの困りごとやニーズがあるのかさえよく知られていないと思いますが、「ある」のです。

精神障がい者家族会は、会員の多くが統合失調症を患う子どもの親です。そのため、配偶者という続柄に生じる特徴的なニーズに対応するために、京都精神保健福祉推進家族会連合会、大阪府精神障害者家族会連合会、福岡県精神保健福祉会連合会などは配偶者に特化したミーティングを設けています。

本書は、東京で開催している「精神に障害がある人の配偶者・パートナーの支援を考える会」の世話人である前田直先生のご協力で、参加者の方に執筆や座談会への参加をお願いしました。

本書は、妻を含めたご家族にまず読んでもらいたいです。

妻の方には「あなたはひとりじゃない」ことを伝えたいです。

そして、苦労だけでなく、精神疾患を患う夫と暮らすなかで生まれた、彼女たちの魅力も感じてもらえると思います。また、親の立場の方を初めとするご家族には、親族の理解がいかに重要であるかを知ってもらいたいと思います。

支援者にもぜひ読んでもらいたいです。

私が以前、保健所で精神保健相談を担っていたころ、配偶者の大変さをどの程度理解していたかと言えば、全く不足していたと言わざるを得ません。配偶者会では、多くの方が公的機関や医療機関から適切な支援を得られずに苦労された体験を話されます。

支援者の方には、本書を読んで支援の在り方について考えるきっかけになれば幸いに存じます。

夫である精神疾患を患う当事者の方にとっては、妻としての大変さが強調されていて、読むと少しつらいかもしれません。ともに暮らす夫婦であるからこそ夫に言えないこともあるでしょう。本書をお読みいただくと、ご自身とは異なる体験であっても、今後の家庭生活に何かしらの気づきをもたらしてくれるのではないかと期待します。

家庭生活を営んでいる方、そして、これから家庭生活を営もうとされている方にとっても本書が参考になることを期待しています。

蔭山正子

精神に障害がある人の配偶者・パートナーの支援を考える会（配偶者の会）

「配偶者・パートナーの集い」「子どもたちの集い」「結婚・育児について語る当事者会」の3つの集いを柱に、家族全員を〝まるごと〟支援

前田 直

「配偶者」ならではの困難さを「集い」で聞き、支援の方法を考え実践

精神に障害がある人の配偶者・パートナーの支援を考える会（以下、配偶者の会）は、精神疾患を抱える当事者と生活をともにする配偶者や、恋愛関係にある人に焦点を当て、生活上の困難さを聞き、支援の方法を考え、実践している団体です。

本書に登場する皆さんは、配偶者の会が実施している「集い」に参加しているメンバーです。集いには、おつきあいを始めたばかりの10歳代後半や20歳代の若者から、50歳代、60歳代の方など幅広い年代の方々が参加します。

精神疾患を抱えた当事者の病名（障がい名）も、統合失調症や双極性障害、うつ病、発達障害、パーソナリティ障害などさまざまです。男女比は男性が4割、女性が6割ぐらいです。

集いでは幻覚や妄想、躁状態やうつ状態など病気の症状への対処方法や、仕事復帰に向けた経験の共有、子育てについての情報交換、利用可能な社会資源の情報など、さまざまな内容が話し合われます。

メンバーひとりひとりが置かれた状況には違いがありますが、直面する困難には共通することも多く、話し合いの時間はあっという間に過ぎ去っていきます。

配偶者の会には、「家族会に初めて参加する」という方が多く訪れます。

人前で自分の体験を話すことはとても緊張しますが、リピーターの参加者が積極的に発言して場を温め、話しやすい雰囲気を作ってくれます。本名を言う必要はなく、ニックネームで参加することもできます。また、集いで話した内容の秘密は守られています。

配偶者支援の取り組みで1番規模が大きいのは、2016年より主に東京で活動をしている配偶者の会であり、東京の集いに参加した函館在住の方が、函館で分会を始めるなど少しずつ活動の場を拡大しています。京都精神保健福祉推進家族会連合会（きょうかれん）は2016年1月から「配偶者の集い」を開催しており、精神保健福祉士を初めとした支援者が同席くださり、相談できることが特徴です。大阪府精神障害者家族会連合会（だいかれん）でも、2018年1月から「精神に障害を持つ人の配偶者・パートナーの集い」が始まりました。福岡では2017年に福岡県精神保健福祉会連合会（ふくせいれん）の後援を受けて福岡こどもとパートナーの会（こどもぴあ福岡）が設立され、2018年3月に初めて「パートナーの交流会」が開催されました。このように、配偶者支援の輪は、広がってきています。

「同じ立場の人とつながりたい」――配偶者の会が設立されるまで

配偶者の会は、設立メンバーである1人の配偶者の「同じ立場の人とつながりたい」という思いから始まりました。

精神障がい者の家族が集まる「家族会」は全国におよそ1、150あると言われています。一方で、家族会に参加しているのはほとんどが「当事者の親」の立場の方々です。家族会の全国組織であるみんなねっとの調査によると、配偶者の立場は全体の4・2％程度に過ぎません。配偶者の方が地域や病院で開催されている家族会に参加しても、同じ立場の人に出会うことはとても難しいのです。

私はリハビリテーションに携わる専門職である作業療法士として、家族が抱えている思いに関心を持ち、これまでさまざまな家族会に参加させていただきました。そうした活動を続けていた2015年の冬、東京都内で「子どもの立場の家族会」が発足するという話を耳にして足を運びました。

当時は親以外の立場の家族が集まるということが、とても珍しいことでした。子どもの会を発足させたのは20歳代の若い3人の女性でした。専門家の後ろ盾などは何もありませんでしたが、「同じ立場の人で集まりたい。今、困っている子どもたちの力になりたい」という強い意志を持って活動されていました。

この子どもの会はその後、発展的に解消し散会しましたが、メンバーの1人は、東京で生まれ活動の幅を全国に広げている「精神疾患の親をもつ子どもの会（こどもぴあ）」の中心的存在として、現在も活躍されています。後述する配偶者の会で実施している未成年の子どもたちへの支援にも参加してくれました。

家族会を調べる中で、兄弟姉妹の活動も全国で行われていることを知りました。

家族の中で唯一当事者との「血のつながり」がない配偶者

しかし家族の中で配偶者だけが、同じ立場で集まることができていなかったことが分かりました。

親や子ども、兄弟姉妹と違い、配偶者は家族の中で唯一当事者との「血のつながり」がありません。親を中心とした家族会に参加されていたある配偶者の方は、家族会員からの「いざとなったら別れられるからいいわよね」という何気ないことばにひどく傷ついておられました。家族会員も悪気があっての発言ではありません。当事者のお子さんとの生活に疲弊し、親子であるがゆえに離れることができないというつらさから、ついこぼれ落ちてしまったことばです。

当事者を思う気持ちは変わらないのに、立場が少し違っているために傷ついてしまう人が出てしまうことは、家族会活動の本意ではありません。家族会の中で数が少ないがゆえにこれまで〝忘れられた存在〟であった配偶者に、独立した支援が必要であると考えるようになりました。


このような経緯から、配偶者・パートナーが安心して同じ立場の人と話せる場を作ろうと2016年6月に配偶者の会を設立し、ホームページを立ち上げました。するとすぐに本書の著者である蔭山正子先生を初めとする支援者の方々から、協力の申し出をいただきました。

同年9月には初めての「集い」を開催することができました。ホームページで告知をするとともに、家族会に参加させていただくなかで知り合った配偶者の立場の方々にお声がけし、初回は13名の方にお集まりいただきました。

以後はおおよそ2カ月に一度の頻度で継続しており、参加者も少しずつ増えてきています。

小さなお子さんを連れて参加しても大丈夫！

配偶者の会は、お子さんを連れて参加することができます。病院で行われる家族教室で、「小さなお子さんはどこかへ預けてから来てください」などと言われ困ってしまった経験をもつ配偶者の方がいました。核家族化が進んだ現在、祖父母など親族の手を気軽に借りることができず、かといって当事者に小さな子を見てもらうこともできず、短時間の保育サービスも予約が埋まっていたり費用の問題が発生したりと、預け先を見つけることは容易ではありません。

配偶者の会では保育ボランティアを用意して、子ども連れでも気軽に参加できるように準備しています。保育ボランティア利用の第1号は、当時5歳のわが家の娘でした。初回利用時こそ比較的おとなしくしていたものの、2回目、3回目となると会場の雰囲気にも慣れ、力いっぱい遊ぶようになりました。おとなたちが真剣な話をしている傍らで、大声を出しながら走り回ります。

配偶者の会には、1歳にも満たないようなお子さんと一緒に参加される方もいます。お子さんが急に泣き出してしまうようなこともありますが、会の進行には全く問題ありません。最も〝うるさい〟のは、わが家の娘だからです。

集いに参加される皆さまには毎回お願いしていることがあります。

それは「子どもの声に負けないように、おとなは大きな声で話すこと」です。

おとなになった〝先輩たち〟が、未成年の子どもたちへの支援も

配偶者と一緒に小学校高学年から中学生、高校生の子どもたちが来場するようになりました。当初は保育ボランティアに参加し、小さな子どもたちの面倒を見てくれたりしていましたが、彼らも「同じ境遇の子どもどうしで話をしてみたい」という希望を持っていることが分かりました。そこで、埼玉県立大学の横山恵子先生（看護師）、本書の著者の蔭山正子先生、精神疾患の親をもつ子どもの会（こどもぴあ）の皆さまのご協力を仰ぎ、「子どもたちの集い」を開催することにしました。

子どもたちは自分たちのつらい状況について、せきを切ったように話し出します。

かつて同じような経験をしたことがあるこどもぴあのメンバーは、そうした思いに共感し、しっかりと受け止めてくれます。

また、将来の希望についても話してくれます。おとなになった「子どもの立場」の方々は、今まさに困難に直面している未成年の子どもたちにとってのロールモデルになっています。

2020年春、集いに参加したことがある「子どもの立場」の方がご結婚されたという報告をいただきました。困難に直面することも多い子どもたちですが、しっかりとした支援を受けることで健やかに成長しています。

結婚・育児について語る当事者会も開催

配偶者の会の活動には、精神疾患を抱える当事者の方からも関心を寄せていただいています。

当事者どうしのピア・サポートグループは近年増加傾向にありますが、その多くは病気の症状への対処方法や、就労についてなどが取り上げられる話題の中心となっているようです。結婚や育児について語れる場は、多くはありません。

そこで配偶者の会では、「結婚・育児について語る当事者会」を開催しています。

単独で参加する当事者の方もいれば、ご夫婦でお子さんを連れてお越しになり、「配偶者・パートナーの集い」「当事者会」「保育ボランティア」と〝家族まるごと〟参加いただく方もいらっしゃいます。

コロナ禍のもとでの配偶者支援――リモートで遠隔地からの参加も可能に

配偶者の会では「配偶者・パートナーの集い」「子どもたちの集い」「結婚・育児について語る当事者会」の3つの集いを柱に、家族全員を〝まるごと〟支援できるように活動してきました。

しかし2020年春先からの新型コロナウイルス感染拡大の影響で、同年3月から本原稿を執筆している8月現在まで、3つの集いは休止せざるを得ず、また再開のめどもたっていません。このような状況ですが、新しい試みも始めました。それはウェブ会議システムを活用したリモートでの集いの開催です。対面と異なり、参加者おひとりおひとりの表情を見ながら発言いただくタイミングを計ることが難しいなどのデメリットはありますが、一方で大人数が集まる対面式の集いよりも、参加者が率直に発言しやすくなるなどのメリットもありました。また、遠隔地からの参加が可能になることもリモートの大きな利点です。これまで参加することが難しかった北海道や九州などにお住まいの方々とつながることができるようになりました。

家族による家族学習会「配偶者版」テキストも完成

配偶者支援の取り組みは、これまで明確なエビデンス（根拠）が確立されることなく経験知に基づいて行われてきました。

わが国では精神障がい者家族に対する体系的な支援として「家族による家族学習会」という家族ピア教育プログラムが開発され、普及しています。

家族による家族学習会では「家族心理教育用のテキスト」を用いますが、家族会員の多くが親の立場であることから、配偶者はテキストに基づいた体験の共有がしにくいという問題がありました。

そこで東京福祉大学の谷口恵子先生（精神保健福祉士）、跡見学園女子大学の酒井佳永先生（臨床心理士）など専門家の方々に家族による家族学習会「配偶者版テキスト」の作成に携わっていただき、２０１９年の秋に完成させることができました。

今後はプログラムの運営・進行を務める担当者を養成し、「配偶者版テキスト」を用いた家族による家族学習会の開催へつなげていく予定です。そしてそれらはウェブ会議システムを用いたリモートで実践していくことを考えています。

読者の皆さまが本書を手に取っていただいた時点で、配偶者の会でどのような活動ができているのか、私には予測ができていません。対面形式の集いが再開できているのか、リモートの集いを継続しているのか、全く違う観点からの活動をしているのか分かりませんが、配偶者を中心に子どもたちや当事者も含めた「家族をまるごと」支援していこうという理念が変わることはありません。

配偶者の会の活動にご興味をもっていただけた方は、ぜひホームページにアクセスしてみてください。

精神に障害がある人の配偶者・パートナーの支援を考える会ホームページ
https://seishinpartner.amebaownd.com/
問い合わせ先：tokyo_partner@yahoo.co.jp

目次

はじめに　3

精神に障害がある人の配偶者・パートナーの支援を考える会（配偶者の会）

「配偶者・パートナーの集い」「子どもたちの集い」「結婚・育児について語る当事者会」の３つの集いを柱に、家族全員を〝まるごと〟支援――〈前田 直〉

「配偶者」ならではの困難さを「集い」で聞き、支援の方法を考え実践　8

「同じ立場の人とつながりたい」――配偶者の会が設立されるまで　10

家族の中で唯一当事者との「血のつながり」がない配偶者　12

小さなお子さんを連れて参加しても大丈夫！　14

おとなになった〝先輩たち〟が、未成年の子どもたちへの支援も　15

結婚・育児について語る当事者会も開催　16

コロナ禍のもとでの配偶者支援――リモートで遠隔地からの参加も可能に　17

家族による家族学習会「配偶者版」テキストも完成　18

精神に障害がある人の配偶者・パートナーの支援を考える会ホームページ　19

20

第1章 語り合う　妻たちのホンネ

第1章 語り合う　妻たちのホンネ　30
座談会に参加した皆さん　32

「夫が病気」と分かったときのこと
病名が定まるまで病院を転々と。不安ばかりのつらい日々　34
とても優しい夫が、突然、人が変わったように　35
今も何をしていいのか分からない。教えてもらいたくて参加　36
逃げ出したい。考えることが後ろ向きばかり。なんとかしたい　37
夫がうつ病になったとき、息子がまだ、6カ月で…　39
発症して17年。夫と本音で話せないつらさ　39
相談先がなく、10年間、夫の病気を1人で抱え込んできた　40

病気を受容する難しさについて
私が治してみせる！ヘトヘトになるまでがんばったけれど　42
病院の先生とお話をするのは、助けになった　44

1番つらかったことは
将来への不安。この人とともに行く人生を選ぶことが、正しいのか　45
こんなに大変なのに夫からは文句が　46
子どもをうむという人生にも心が引かれて　47

お金の問題、この先どう生きていったらいいのか　48

つらかったとき、誰に相談しましたか　どう乗り越えましたか

親には理解してもらえず、行政の相談先を探して転々と　50
配偶者の会に出会ったときは、本当にうれしかった　51
誰にも相談しないで、窮地に陥っても踏ん張ってきたけれど　52
「夫と一緒に生きていく」ことの悩みを共有してはもらえない　53
配偶者会は踏み込んだ相談ができる場所　54
友人、行政の窓口…相談は助けになった　55
自分の思いを言うだけで、気持ちがぐっと落ち着く　56
自分がオープンに話すことで、初めて「身近な病気」だと知った　57

2人の未来。どう生きていくのか

私が変わろう！　すると夫が変わった　59
どんよりとした夫に引っ張られないように自分をリセット　61
私が変われたのは、夫のおかげかな　62
ここから先のことを見据えていきたい　62
夫の収入に頼らなくてもやっていける見通しを立てる　63
ポジティブだったころの自分を思い出すようにしている　64
とりあえず、子どもが卒業するまではこのままで　65
一方で、自分の人生を歩みたいと思っている。揺らいでいる　66

子どもに、昔お父さんは優しかったのかと聞かれて 66
夫の病気とうまくつきあって生きていく 68
「子どもを上手に育ててくれたね」って夫からうれしいことば 69

第2章 妻たちの体験談 現在、過去、そして未来 73

1 互いの肩を抱き、涙枯れるまで泣き尽くした夜。そこから私たちは前を向いて歩き出すことができました
〈はなさん〉
「このままでは自殺してしまう」 診断結果はうつでした 76
夫は40代、中間管理職。がんばり続けた夫の心が限界に 77
どのしょうゆを買ったらいいのか分からない！ 78
これから私たちはどうなるの？ 不安に押しつぶされそうでした 79
ただ寝ている夫に腹が立って、ストレスも頂点に。そんなとき 80
「夫はうつ病なんだ」と理解しようと本を読み、夫の話を聞きメモを取りました 81
お互いの肩を抱き、泣き尽くした夜 82
両親に打ち明け、助けを求めました 83
新たな1歩、「配偶者の会」への参加 84

人前で話せた！ 85
「話す」ことが前向きに行動できるきっかけに 85
母の支え。誰でもいいからＳＯＳを出しなさい 86
自分自身が変わらなきゃ 88
そして、不安のなか職場復帰へ 89
夫の病気が教えてくれたこと 91
私の経験が、いつか、誰かの光となる。そう信じて 92

2 病気の夫からは暴言、義母からは責め立てられ。妻の立場はこんなにつらいのか

〈小森めぐみさん〉

夫の病気を知ってから17年。何度も気持ちを立て直してきましたが 96
出会いと結婚。幸せな新婚生活 97
妊娠。幸せの絶頂期に夫の体調に異変が 97
子育てに悪戦苦闘するなか、初めて知らされる夫の病歴 99
統合失調症、パニック障害、うつ…会社も休みがちに 100
18年余り勤めた会社を退職 101
障がい者枠で職探し。就職するも、病状悪化、休職、退職 102
「家族」だからこそ、夫の病気を受け入れることが難しく 103

夫のことばに一緒にがんばろうという気持ちはどんどん薄れていきました 105
「妻としてひどい態度だ！」 突然、義母からの責め立てる電話が！ 107
妻の立場はこんなにつらいのか。もう、やりきれない 108
「出て行け、家政婦を雇ったほうがましだ」 ―そのころのメモ 109
子どもとの関係―子どもが小さいころは3人で家族旅行もしました 111
中学受験「僕はこんなにがんばっているのにお父さんは！」 112
息子は今、自分の置かれた状況を受け入れているようです 113
病気になってよかったことなんて一度も考えたことがありませんでしたが 114
1番大変だったこと。それは感情を共有できないこと 115
仲間がいる、1人じゃないと思えることが心の支えに 116

3 暴言、暴力、浪費。それでも別れたくない。夫を見捨てるのはいけないことに思えました

〈近國いるかさん〉

複雑な家庭環境の悩みを聞いてくれた誠実な高校の先輩 120
結婚。その少し前から気になることが… 121
夫の入院。義母からのプレッシャー 122
入退院を繰り返し、「おまえのせいで病気になった」と夫から責められ 123
誰も助けてくれない。ふっと生きているのが嫌になり 125

4 病気を抱え副作用の強い薬を飲みつつ、ギリギリまで働いてくれた夫は、「同志」かもしれない

別れたくない。夫を見捨てるのはいけないこと 126
妊娠に大喜びの夫。一方で行動がどんどんエスカレートしていき 127
子どもの誕生。「大丈夫だよ、きっと助かる」夫の励ましがうれしく 128
3カ月遅れで子ども退院。抱っこして喜ぶ夫 129
外泊中に数百万円の貯金を使い果たし 130
初の別居。義父母とともに夫の病気と向き合えるように 131
44回に及ぶECTで夫の記憶はバラバラに 132
子どもの「特性」を理解できず、手をあげることも 133
子どもと2階に逃げ込んで警察を呼びました 134
抗うつ剤で躁になった夫は、行動がエスカレートしていき 135
入院、保護室に隔離。私もだめなことにはノーと言えるように 137
子どもの「発達障害」を理解することで、
親子3人の関係は劇的によくなっていきました 138
かつての「誠実な高校の先輩」の姿が現れてきた 139
この病気は回りの理解と支援が必要です 140
そして、今。 141

〈にきあんなさん〉

出会い、結婚、出産　ごく普通の家族でした　144
娘の緊急入院　難病を発症　145
この日も夫は仕事に戻っていきました　147
夫の父の急逝。遺産相続問題をきっかけに夫は　149
初診のころの夫のようす（メモより）　150
多動多弁、目つきも険しく。そして、初めての精神科受診　151
派手な服を着た大きなバーバールのぬいぐるみを抱えて　152
「静か」そして「上がる」を繰り返し　153
強い薬も効かず病状はますます悪化。薬は何種類にも増えていきました。
当時、夫の姿はまるで映画「ハルク」のようでした　155
娘の緊急再入院　157
マンションから1戸建てへ　158
引っ越しで急変する夫
「こんな人とこれからも暮らせるのか」突き刺さる母のことば　159
閉鎖病棟への入院　160
面会。夫はすっかり弱々しくなっていました　161
学校は楽しくない。毎朝、吐き気がする。娘の告白　162
閉鎖病棟を退院。わが家へ　163

退院後、2カ月以内に復職。新しい医師と二人三脚で病状安定 164
「なんとか娘が高校を卒業するまで退職を伸ばしてください」と懇願 166
退職　障害年金受給 167
娘が就活うつに 167
娘の就職。うつと向き合いながら 169
私たち家族を支えてくれた人たち 169
これから――私が先に死んだ場合のこと 171
躁うつ病患者を描いた映画 173
そして、今。 174

第3章 考察 まとめ

体験談と座談会から見えてきたこと 175

精神疾患を患う夫の妻が体験したことと、必要な支援について

〈蔭山正子〉

1　妻が体験したこと 179
病気にとまどう／精神疾患は理解するのが難しい病気／病気にどう対応すればいいのか／妻に生じる精神的負担／経済的不安／夫との関係がぎくしゃくする／親族に助けられた人、傷つけられた人／妻を救ってくれた転

機となった出会い―主治医、カウンセリング、配偶者会／夫の病気のことを話す、聴く、情報を知る。命が救われた―配偶者会／幾度となく考える「離婚」／いつまでも「ケアラー」でなく「パートナー」で／病気を患う夫と生きて得たもの／これからの「私」の生き方

2　現状の支援やサービス　201
精神疾患のある夫に関する相談／制度・サービス／家族相談

3　これから必要な支援　204
疾患と対処を理解できるような支援／配偶者自身の相談に乗る／配偶者どうしが話せる場／子ども自身が話せる場／家族の関係性への支援

おわりに　210

本書で紹介しているウェブサイト　214
みんなねっとライブラリー　215
著者・協力・監修　216
奥付　217

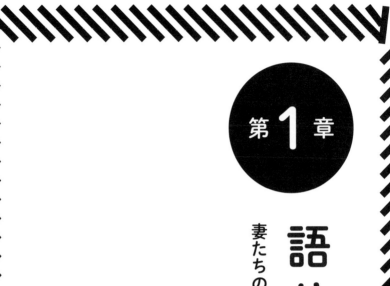

第1章

語り合う

妻たちのホンネ

ある日突然、とっても元気だった夫が、心の病を患った。

突然の事態にとまどう妻。あなたならどうしますか。

配偶者ならではの困難や、その乗り越え方など、一般的に知られていないことが多い。

ここでは、いろんな困難があっても「夫とともに生きていく」選択をした7人の妻たちがホンネで語り合います。

困難の現実と、それをどのようにして乗り越えていくことができたのか。まさに今、実際に困難のなかにいて孤立している皆さんの助けになることを願うと同時に、困難さに対していろいろな支援が必要だということも社会に理解してもらいたいと考えています。

各発言の内容については、ポイントにまとめて紹介し、解説も加えています。

あわせて参考にしてください。

司会　蔭山正子先生
（大阪大学大学院
医学系研究科准教授）

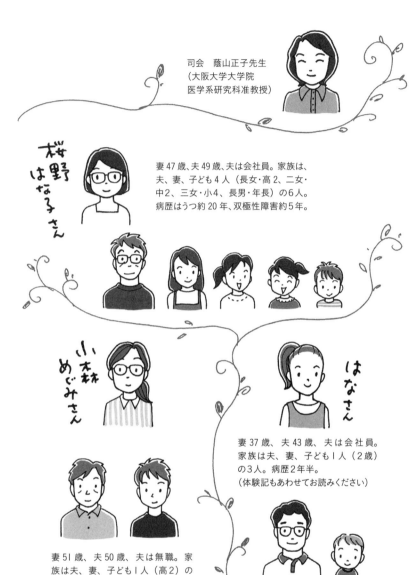

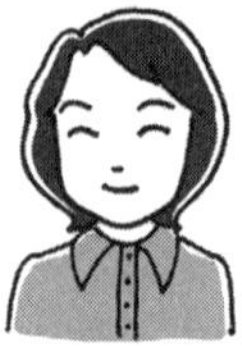

桜野はな子さん

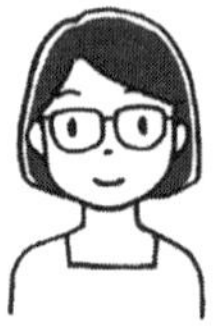

妻 47 歳、夫 49 歳、夫は会社員。家族は、夫、妻、子ども 4 人（長女・高 2、二女・中2、三女・小4、長男・年長）の6人。病歴はうつ約 20 年、双極性障害約5年。

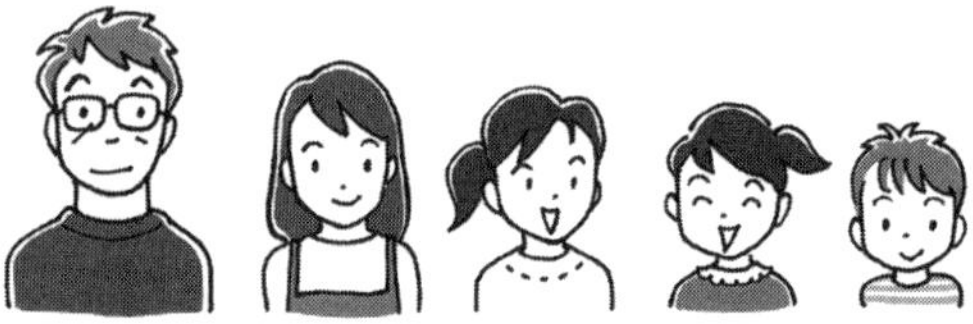

小林めぐみさん

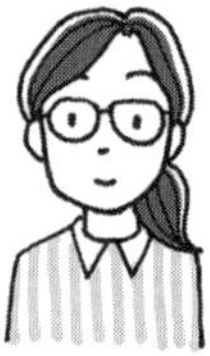

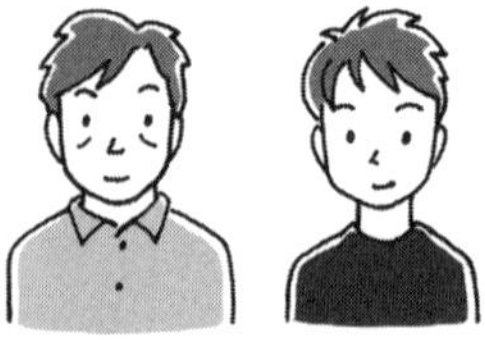

妻 51 歳、夫 50 歳、夫は無職。家族は夫、妻、子ども１人（高２）の3人。病名は統合失調症。病歴 23 年。
（体験記もあわせてお読みください）

はなさん

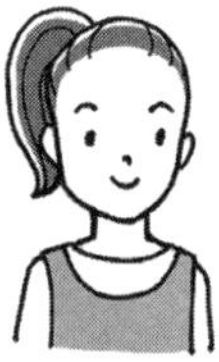

妻 37 歳、夫 43 歳、夫は会社員。家族は夫、妻、子ども１人（２歳）の３人。病歴２年半。
（体験記もあわせてお読みください）

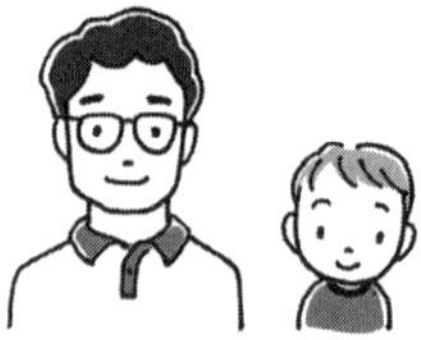

座談会に参加した皆さん

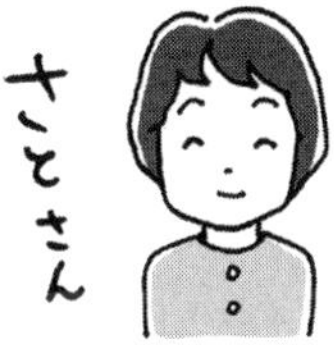

妻48歳、夫51歳、夫は会社員。家族は夫婦2人。病名は、主は双極性障害、副に発達障害。病歴17年。

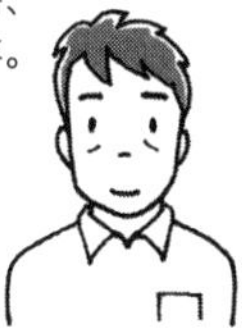

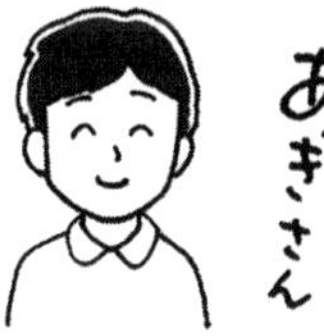

妻38歳、夫44歳、夫は教員。家族は夫婦2人。病名は、双極性障害。20代で発症し病歴は約20年。

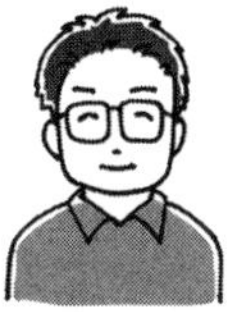

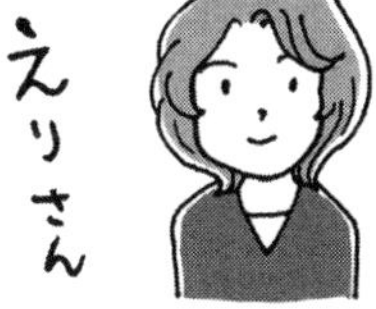

妻39歳、夫31歳、夫はパート職。家族は夫、妻、子ども1人の3人。病気はうつの症状（病名はついていない）で病歴 約6年。
出会ってから1年で再発症。

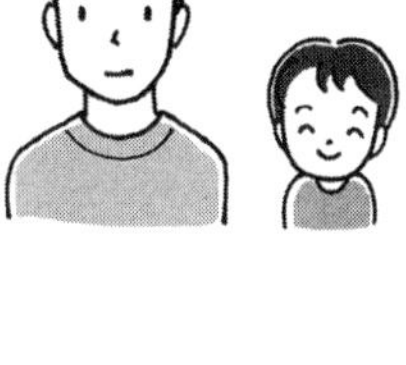

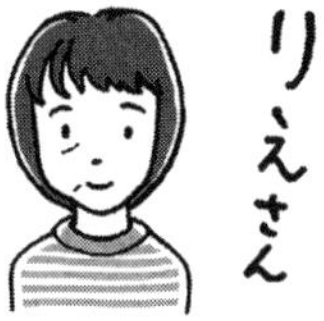

妻52歳、夫60歳、夫は公務員。家族は夫、妻、子ども1人（長女）の3人。病名は統合失調症。病歴15年。

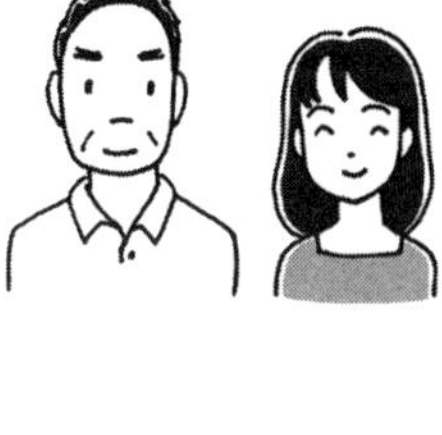

「夫が病気」と分かったときのこと

はじめに、夫が発症した病気について、分からなかった点、つらかった点、今のようすなどをお話しください。

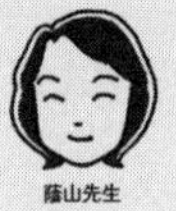
蔭山先生

病名が定まるまで病院を転々と。不安ばかりのつらい日々

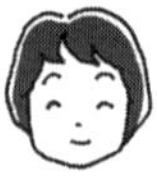
さとさん

最初は「会社に行けない」っていう雰囲気があって、それから、半年ぐらいたって行けなくなりました。

産業医からは「適応障害じゃないか？　ちょっと休んだらよくなるよ」ということでしたが、よくならず退職しました。病院

●まさか、夫が！　病気へのとまどい

精神疾患は生涯のうち4〜5人に1人は罹患するありふれた病気であるにもかかわらず、多くの場合、自分の家族が精神疾患になるとは思っていない。ほとんどの場合、夫が発病するまで精神疾患への知識はなくとまどう。

〈参考〉こころのバリアフリー宣言（厚生労働省2004年）「生涯を通じて5人に1人は精神疾患にかかるといわれています。」

でうつだと言われましたが薬でもよくなりませんでした。

初めは、「うつですね」とか、「適応障害ですね」とか軽い調子で言われるんですが、家族としては「そんな簡単な問題じゃない！」と。夫は暴言を吐くし、人が変わったようになってしまっているし。しばらく病院を変えたり、カウンセリングを受けたりしましたがよくならず、結局入院しました。

入院先で１カ月にわたり細かく検査をして、この時点で初めて双極性障害、発達障害もあると診断されました。そこからようやく薬が定まりました。

診断名がついて薬が定まるまでが１番つらかったことです。


とても優しい夫が、突然、人が変わったように

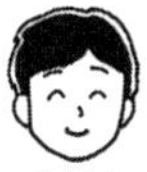
あきさん

現在、結婚してまだ3年目です。
夫は休職、復職を繰り返しているんですが、休職中にいきなり躁の状態になったんです。大声を出して隣近所に響

●突然、「人が変わったように」なった
精神疾患を理解することは難しい。さまざまな行動が精神疾患の症状であることは、この疾患の知識がない人にとって理解するのは難しい。

くぐらいの大声を上げて、私に対してものを投げたり、ドアを蹴ったり、DVじゃないかというようなことが時々あって。

普段はとっても優しい人なのに、人が変わったようになって、どうしたらいいのかも分からなくて。私も結構言い返したり、ヒートアップしたりしました。

そうしているうちに、こちらの気持ちもふさぎ込んできて、一時期は私も精神的に参ってしまってつらかったです。

今も何をしていいのか分からない。教えてもらいたくて参加

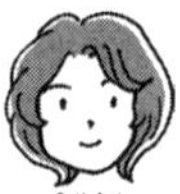
えりさん

昨年、夫にうつの症状が出ました。
そのときからお医者さんにかかっているんですけれども、私と結婚する前にも発症していて、今回2度目ということらしいのですが、今回病気になったのは、私のせいだと本人が言うんです。
ことばの暴力って言うと大げさかもしれませんが、けんかしたと

●普段はとても優しい人なのに

双極性障害を患う夫に見られる、活動性の亢進《こうしん》、易怒性《いどせい》、異常な浪費、性的逸脱行為などは、躁状態に起こっていると考えられる。躁状態は周囲にとって大きな問題になることも多い。

きに、夫から「離婚したい」「子どもを俺が引き取る」とか言われて。

私は、子育てで精いっぱいなんです。

子どもが保育園に通っていて、病気になったときどうするかとか覚えることばかりで、離婚とか、親権とか知らないし、お金のこととかすごく不安になって。夫からいろいろ言われるとこっちがパニックになってしまう。今、何をしていいのか分からないです。

皆さんがなぜ、精神疾患のある夫さんと生活をしているのかも知りたい。

夫には、カウンセリングのようなものが必要なのかなと私は思うのですが、私の意見を聞かないので、まだ何もできていません。

私が何かできることはあるのか。そういう情報も知りたい。


逃げ出したい。考えることが後ろ向きばかり。なんとかしたい

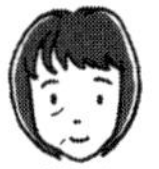
ゆりさん

夫が統合失調症になって、人には病名も簡単に言えない。
夫は職場も休職になっているんですけれども、そのきっ

●私が何かできることはあるのか

多くの人が、妻としてどうしたらよいのか、何ができるのかということを知りたいのにもかかわらず、「具体的に教えてもらえる機会はあまりない」と話す配偶者は多い。

かけがいつも特定の人とのトラブルで。なんとかしようと思っていても、この病気だと修正もきかなくて。

私は今とても疲れていて、この先ずっとこの状況を背負っていくのかなって考えると、なにもかも投げ出したくなることもあります。考えることが後ろ向きばかりになって、こういう状態のときは、夫から離れたいなという気持ちにもなります。でも主治医の先生からは、年齢を重ねるごとに落ち着いてくるから大丈夫だよとも言われています。

娘がいて、3人暮らしなんですけれども、娘に相当頼っていたりするところもあって、私もちょっと年のせいか体調が悪かったり頭が痛くなったりするんですね。もし急に倒れて私が意識がなくなったり死んじゃったりしたら、これから全部娘に背負わせなければいけないので、私が今できることは、なんとかしておかなきゃと思っています。

私は今、そういう状況です。

●妻に生じる精神的負担

精神疾患を患う人と暮らすと家族は、さまざまな影響を受け、中でも精神的な負担は大きい。家族会の全国調査では、家族の37.9%がこれまでに精神的不調に対する処方薬を服用したことがあると回答している。→P185参照

夫がうつ病になったとき、息子がまだ、6カ月で…

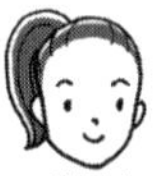
はなさん

私が1番つらいなぁと感じたことは、夫がうつの状態のなかで、子育てをしなければならないことでした。子どもはまだ生後半年で赤ちゃんでしたから。

夫がうつになったら、毎日、家にいることになって、産後ということもあったので、私が子育てしていて、一緒というのが最初はすごく息苦しくて。夫も落ち込んでいるし、一日中寝ているし。

発症して17年。夫と本音で話せないつらさ

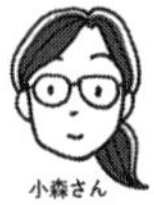
小森さん

最も困ったことって何だろうって思ったんですけれども、この17年位の間に、悩みとかも変わってきていて、今の時点で何だろうと思ったときに、それは「本音で話せないこと」です。

夫はすごくいい人で、もともと優しい人なんですが、穏やかであっ

●育児と家事に追われ、休む暇がないのに、夫は寝ている、本音で話せない

夫に休養が必要になり、休職するようになると、家に一日中夫がいることになる。夫も働きたくても働けないので、自分を責めていたり、家族に申し訳なく思っていたりするのだが、関係はぎくしゃくしていく。また、病気のため本音で語り合えないこともつらさの1つ。

ても、いつ病状の波とともに、こっちに向かって来られるのかなあって思うと、いつも気を遣っています。

なるべく平穏に暮らしたいので、夫と本音ではしゃべれないんですね。

それがつらい。

相談先がなく、10年間、夫の病気を1人で抱え込んできた

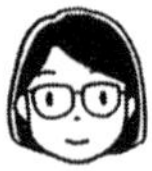
桜野さん

私が1番困ったのは、「家族の相談先」がなかったということでした。

病院では家族の話は聞いてもらえないし、夫の受診に同行したくても、同行には本人の同意がいるので、夫は嫌と言う。だから行けませんでした。

薬のコントロールをしたくても、夫だけが受診すると、眠れないとか食欲がないとか、そういうこと位にとどまってしまうんですね。そうではなくて、家ではずっと寝ているか、起きているときは、ずっと

●相談できずに夫の病気を１人で抱え込むつらさ

治療には、薬物治療以外に休養、心理社会的リハビリテーションなどがあり、休めてリラックスできる環境も大切なので、家にいるとやはり家族の対応は重要になってくる。しかし病気の当事者の相談先はあるが、「配偶者としての相談先がない」とする妻は多い。

パソコンに向かいっぱなしで、ゲームやってたり、音楽聴いてたりと、生活リズムが崩れている。そういうことが本当にいいのかどうかという、具体的にそういうことを話したいのに。

配偶者の相談先を探し続けて、「精神に障害がある人の配偶者・パートナーの支援を考える会」に出会うまでに10年かかりました。

それまで夫の病気を1人で抱え込んでいたので、それがとてもつらかったです。

●心病む夫に家族としてどのように対応したらいいのか分からない

保健所や医療機関では、家族が病気の知識や対応方法を学ぶために家族教室を開催しているところもある。全国にある精神障害者家族会でも講演会の開催や、家族どうしで学び合う「家族による家族学習会」というプログラムもある。→現状の支援やサービス（P201）

病気を受容する難しさについて

本人が病気を認める、そういう「病識を持つ」というのと、妻としても夫が病気だということを受け入れるまでの難しさみたいなものもあったと思います。そのあたりはいかがでしょうか。

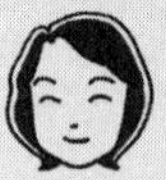
蔭山先生

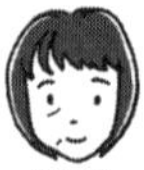
ゆりさん

私が治してみせる！ ヘトヘトになるまでがんばったけれど

病気になった初めのころ、夫の病気を受け入れられなくて、何度か「私が治してみせる」「薬なんか飲ませたくな

●夫が病気を認め、妻が病気だと受け入れることの難しさ

本人が病気を認めることも難しいが、家族が病気を認めることも難しい。外見やデータで分からないし、否定したい気持ちもあり、病気の受容までに時間がかかる。

い」って、すごく思っていて。

とにかく、なんとかして、眠れない夫を夜寝かせるように、毎日足の裏をマッサージしてあげて寝かしつけるとか、本当にヘトヘトになるぐらいまでやっていたんです。

でも、結局、薬がよく効くんですね。

それからは、私も、家での夫のようすを伝えて、先生に薬を変えてもらったり、うまく薬を調整してもらったりすることで、私や子どもへの暴力もなくなりました。これは本当によかった。

薬を飲んでいると寝てくれるから、すごく楽だと思いました。

この病気を家族が理解して内服を継続することで、生活のスタイルは維持していけるかなぁって。今そこは感謝しています。

ところが夫は、先生から病名を言われたことで、被害的に考えやすくて。会社からは私も一緒に病院に行って、その結果を会社に報告するように言われて。

間に入って難しかった。私も疲れちゃいました。

●信頼できる主治医との出会い

信頼できる相性のよい主治医と出会うことは重要。相性がよいと、主治医は本人とさまざまな話ができ、そこから状況を把握できて服薬も変わっていく。治療にとって重要な要素。

病院の先生とお話をするのは、助けになった

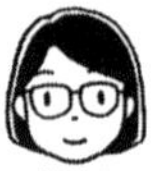

桜野さん

夫はお医者さんに本当のことを絶対に言わない。だからお医者さんに事実が伝わらないんです。いい格好をするというか。

例えば、その日に薬が欲しいと思ったら、「2週間寝られませんでした」って言うんですね。

こっちは、「昨日寝てないだけじゃん」って思うんです。かと思えば、ずっと調子が悪いのに、先生に「どうですか」って聞かれたら、「今まで通りです」って言う。

減らしてもらいたいと思えば、「すごく調子いいので」と平気で言うんです。ですから、病院へは私も夫の付き添いで行くんです。

夫は「来るな」って言うので、先生から夫に勧めてもらいました。「一緒のほうがいいよ」って。

そう言われてから一緒に行けるようになりました。

●妻には主治医から説明をしてもらうことが重要

説明を受けるには妻が診察に同伴することが必要だが、夫が拒否することもある。桜野さんは、主治医から妻を連れてくるように勧めてもらうことで同伴が可能になった。妻が家庭でのようすを伝えることで主治医は多角的な情報を得ることができ治療に生かすことができる。

1番つらかったことは

夫が病気になって、不安なこと、つらいこともあったと思います。具体的にお話しいただけますか。

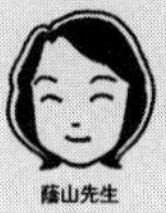
藤山先生

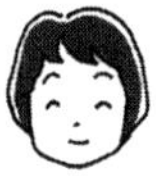
さとさん

将来への不安。この人とともに行く人生を選ぶことが、正しいのか

　何がつらいかっていうのは将来への不安です。双極性障害と言われても、初めはどんな病気なのかよく分からないというのがすごくつらかったというのと、退職転職を繰り返していたので、家計的にもすごく不安定で。

●就労が安定しない

　精神疾患は病状が不安定になりがちという疾患特性があるため、安定して仕事に復帰することが難しいこともある。リワーク「Re-Work（再び働く）」という復職プログラムもあるので、主治医に相談を。

結婚したときは共働きでしたが、夫の収入が安定していたので、専業主婦になっていたんです。夫が退職したら収入がゼロになってしまったので、また私が仕事を始めました。

でも夫の調子が悪くなると、仕事をしながら夫をサポートしなければいけなくて、体がいくつあっても足りないんです。

夫は、妻である私ともうまくコミュニケーションが取れないし、会社でも問題を起こすので、会社の人に申し訳ないというのもあるし。

近所の人から、白い目とまではいかないんですが、「どう大丈夫?」と聞かれても、病名までは言えません。

なんとなく「あの家大丈夫なのかしら」というような目で見られるから、仕事に疲れて家に帰るときに、近所の人に会ったりすると一段と落ち込むというか、そういうことがあります。

こんなに大変なのに夫からは文句が

そういうときに夫の状況がすごく悪くなったりすると、どうして、

●夫が病気になると経済的不安が大きい

男性が仕事、女性は家庭、というジェンダー役割のなか、妻は結婚後に専業主婦になった家庭が多く、夫が精神疾患を発症すると仕事を続けることが難しくなり経済的な不安になる。精神疾患を患う夫も苦しめ、一緒に暮らす妻にとってもつらい。仕事、家事、育児の分担を考えることも重要。

フルに働いて夫の面倒を見て、こんな生活になるんだろうって。

しかも、夫からは感謝されることはない。それどころか、「自由にしてもらえない」と夫から文句を言われたりするんですね。

もう疲れ果てちゃって。

自分のやってることに、肯定感が持ちづらいときにつらいなと思いました。

子どもをうむという人生にも心が引かれて

私たちは、子どもをうまないって決めていたのですが、うむことを諦めなければならない年齢のとき、35歳位から45歳位までの間、「子どもをうむという人生もあるんだな」と思うと、この人とともに行くという人生を選ぶことが、正しいのかどうかという気持ちが湧いてきたことがあります。

子どもをうんで、育てるという未知の世界に、ちょっと心が引かれたこともありました。

●育児支援

米国では女性の約1/3、男性の1/5が過去1年に精神疾患に罹患しており、これらの女性の65%が母であり、52%が父親である。日本においても子育ては社会全体で担うのだから、精神疾患があっても育児ができるよう社会として支えていく必要がある。[1]

1） Nicholson, J., D, P., Biebel, K., et al. (2001) Critical Issues for Parents with Mental Illness and their Families. Center for Mental Health Services Research, Department of Psychiatry, University of Massachusetts Medical School. Retrieved from https://escholarship.umassmed.edu/cgi/viewcontent.cgi?article=1142&context=psych_pp

お金の問題、この先どう生きていったらいいのか

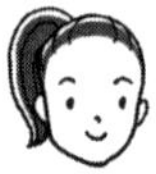

はなさん

お金の問題は大きく、とても不安でした。

手当金だけで生活するのは苦しくて、貯金を切り崩しながらの生活が結構長く続いたので、ここから先、どうなっていくのかという不安が毎日付きまとっていました。

と同時に、夫と2人で、この先どう生きていったらいいのか分からないといった漠然とした不安が襲ってきて、そのときは2人でただ泣くしかできないこともありました。

●病状による「お金の対策」も重要

精神疾患を患うと、休職や離職になることも多く、病気の回復に見通しが立ちにくいという病気の特性もあり経済的不安は生じやすい。そのうえ、躁状態では、浪費も起きてしまうこともある。クレジットカードを持たさないようにしているケースもある。そのような対策があることを支援者が伝えることも必要。

つらかったとき、誰に相談しましたか どう乗り越えましたか

人に話せるとだいぶ楽になるというか、配偶者の会につながることによって、自分1人だけじゃないと思えるという発言もありました。

病名によっても話しにくいとか、周囲も、理解してくれるところもあれば、なかなか理解してもらえないところもあるという発言もありました。

相談などで助けてもらったということはありますか。また、その逆も。具体的に教えてください。

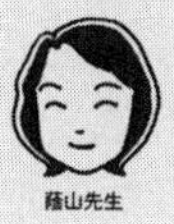
蔭山先生

親には理解してもらえず、行政の相談先を探して転々と

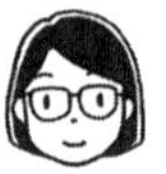
桜野さん

親きょうだい、特に、夫の両親は、病気を無かったことにしたいというか、ちょっとは認めてくれてますけれども、初めにうつになったときは、「上司の何々さんがいけなかったのよ、あの人に会わなかったらなっていなかったのに」というようなことを言われて。

私の両親も、うつで病院に行っているということは、うすうす知っていたので、「だからそんな人と結婚しなきゃよかったじゃない」って。

そういう状況だったので、親族以外で相談できるところを懸命に探しました。

私の経験では、身近な人ほど本当のことが話せないなと思っています。

●親族に助けられた人、傷つけられた人

実の両親でも、桜野さんは、「だからそんな人と結婚しなきゃよかったじゃない」と言われ、その後、親に相談できなくなった。「身近な人にほど本当のことが言えないなと思っている」と話す。当たり前だが、義父母は実の息子のことを保護するため、妻との関係が難しくなることが少なくない。

配偶者の会に出会ったときは、本当にうれしかった

それで、当時、上の子が幼稚園に入って4歳と1歳だったので、地域の保健師さんに乳幼児検診のときなどに、「何か困ったことはありませんか」と聞かれて、夫がうつ病でって言うわけです。

そうやって、子どもを通じて相談窓口に紹介してもらいました。

ところが、本人ではなく配偶者だからということで、当時は市役所の窓口に行っても話を聞いてもらえず、保健所でも精神、心の相談をやっていますとか、そういうことは書いてあるんですけれども、予約を取っても1カ月後だったり、行ってみたら、「本当はね、病院の先生に聞くのが1番いいんだけれどもね」ってため息をつかれたりして。「子どもを連れてきてほしくない。自分だけで来るか、本人も連れてきてほしい」みたいなことを言われたこともありました。

ですから、配偶者の会に出会ったときは、本当にうれしかった。

最近は、家族のまるごと支援ということも言われていますので、そ

●夫の病気のことを話す、聴く、情報を知る。
命が救われた―配偶者会

配偶者会に参加して「同じ悩みを抱えているのは自分だけじゃなかった」と思い気持ちが安定していく。「自分だけじゃなかった」という感覚は、孤独から解放してくれ、大きな安心感をもたらし、人を癒やす治療的効果がある。

ういう機能も進んでほしい。

何かあったら、まず相談できて、そこから先、必要な機関につなげてもらうとか、そういうところができてほしい。

それが今、1番の願いかなと思っています。

誰にも相談しないで、窮地に陥っても踏ん張ってきたけれど

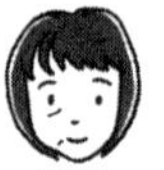
ゆりさん

病気になって、初めは、何かあったときには夫の弟に助けてもらっていたんです。でもそのうちに、「なんでもこっちに言ってくるなよ」って言われて。それからはもう相談できないなぁっていうことになっています。

また、夫が興奮すると警察に頼らざるを得ないことがあるんですね。そうすると私の弟が、「一切このことをしゃべるな。うわさがうわさを広めるんだ。近所の人がどう思っているか不安になると思うけど、一切言うな。都会なんだから、そのうちに誰も何も言わなくなるから。どう思われていようが、知らん顔してろ」と。

●精神疾患への偏見

精神疾患は偏見が強くてなかなか人に相談することが難しい病気。だからこそ親族に理解してもらうことは妻の支えになり、とても重要なことだ。

確かに誰も何も言わないし、主人は私以上にご近所さんにあいさつとかもする人なので、落ち着いたら落ち着いたで、弟の言うとおりに普通になるんですね。

私は、窮地に陥っても、これまで誰にも相談しないで、家族だけで抱え込んで、踏ん張って、乗り越えながらやってきました。

それで30代40代とがんばってきたけれど、50歳過ぎてちょっと疲れてきちゃったのかなあって感じています。

友だちにも言えません。分かってもらうのに説明するのが大変だと思います。実の弟ですら大変なんですから。

「夫と一緒に生きていく」ことの悩みを共有してはもらえない

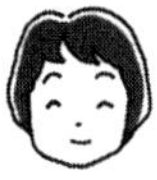

さとさん

例えば、母とかに相談すると、泣かれる。

父に相談すると「離婚すればいい」と言われる。

妹に相談しても「第2の人生があるよ」って言われる。

●家族をケアラーとして見るよりも先に、支援を必要としている人として

統合失調症を患う長期入院中の患者の家族に行った調査では、57.9%の方がPTSD（心的外傷後ストレス障害）のハイリスクだったと報告されている。日本人のPTSD生涯罹患率が1.3%であることと比べると、とても多い。家族のことをケアラーとして見るよりも先に、支援を必要としている人として見て、支援する必要がある。→P186

もちろん、家族はすごく親身に思ってくれているんですが、「夫と一緒に生きていく」ということに対しての悩みを共有してはもらえない。

以前、「精神障がいのある人の家族会」に行ったんですけれども、参加されているのが、当事者のお父さんお母さんばっかりで、子どもが障がいでという悩みが中心で、「夫と一緒に生きていく」という悩みではなかった。なので、そこでも悩みを十分には解消できませんでした。

相談場所がなかなか見つからなかったというのが、本当に厳しかったです。

配偶者の会は踏み込んだ相談ができる場所

この配偶者の会だと、全員じゃないけれども、夫が警察にお世話になっている人もいるし、うちみたいに長期入院した人もいるし、お金の話とかもできる。親にも友だちにも、そこまで踏み込んだ話という

●家族会

家族自身によって運営されるセルフヘルプグループ。精神障がいのある人の家族会は、全国には、約1,150あり、約3万人の会員がいるとされている。近年、親を中心とした家族会に加えて、兄弟姉妹の会、配偶者の会、精神障がいの親をもつ子どもの会等、形態の広がりを見せている。

のはできないです。

配偶者の会だと、みんなベースが一緒というか、個人的にどこに住んでいるとか、名前も知らないから、すごく言いやすいです。「言える」っていうのがすごく大きいです。

友人、行政の窓口…相談することは助けになった

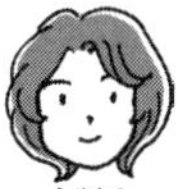
えりさん

私と同じように、夫がうつになって、相談できる友人が2人いて、「あなたがしっかりしていれば大丈夫」っていつも声をかけてくれるので、それもすごく助けになっています。
あと、行政の法律相談や、児童支援の相談も受けました。
夫が子どもに手を上げるということもあったので、そういうことを相談しようと思って児童支援の相談に行きました。
でも、私がそのとき1番心に詰まっていたのは、夫との関係だったんです。掘り下げてそのことを相談できるところというのは結局は無かったです。

●配偶者自身の相談に乗る

精神疾患を患う夫の話は、医療従事者が聞いてくれるが、妻自身の悩みを聞いてくれる相談機関は残念ながら少ない。配偶者自身の相談に乗る窓口やカウンセリングなどの充実が求められる。

それでも、行政の相談は継続的に利用しています。ここでは、もし夫と離婚というようなことになっても、子どもとの同じ生活をずっと続けることができるということが分かって安心しました。

この配偶者の会を探し出すことができて、皆さんの前で話す場を設けてもらって、困ったことを言える。すごく感謝しています。本当に遠回りをした感じです。

そして、今は、夫の体調にアップダウンはあるけれども、悪いときが過ぎれば、またよくなるっていうペースを少しつかめてきたかなと思っています。

自分の思いを言うだけで、気持ちがぐっと落ち着く

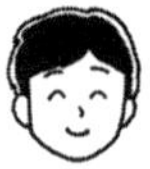
あきさん

私の場合は、夫の母と、私の弟がすごく理解があって、いつも「大丈夫?」とか、「いつも言ってね」って言ってくれるので助かっています。

LINEでやりとりをしたり、休みのときに、主人と夫の実家に

●行政の相談窓口や配偶者会で安心できた

えりさんは、結婚、子育て、夫の発症と、分からないことがあるたび、行政の相談窓口を継続して利用。また、配偶者会を「探し出す」ことができ、困ったことを話せるようになった。

行って話をするだけでもすごく気持ちが楽になって。

この配偶者の会を発見して参加するようになったんですけれども、この会の存在が私の中では大きい。これまで、自分1人だけの悩みだと思っていましたが、ここに来て皆さん同じようなことを、全く一緒のことを思っているんだということを再確認できました。

単純に自分の思いを言うだけで、気持ちがぐっと落ち着くんです。私たちと同じように、つらい思いを抱えている配偶者の方が、まだまだたくさんいると思うので、この会の存在を多くの人に知ってほしいなと思います。


自分がオープンに話すことで、初めて「身近な病気」だと知った

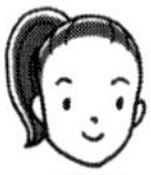
はなさん

私の場合も、どちらの実家も理解をしてくれているので、そこは本当にありがたい。両親に話をしたり、子どもを連れて自分の実家に帰ってゆっくりしたりというのが、私にとってよい時間だなと思っています。

●妻を救ってくれた転機となった出会い

夫が精神疾患を発症して、将来の不安が募るなか、妻を救ってくれた転機となった出会いには、親族に加えて、主治医、カウンセリング、配偶者会などが挙げられる。

そして、1番好きなのはこの会です。この会があるということで本当に救われました。直接、同じつらさを抱えている人たちとお会いして、お話ができたときは本当にうれしかったですし、ほかにも同じように感じている人がいて、「あー、自分だけじゃないんだ」と思うだけでも、気持ちが救われました。

この病気、知り合いなどに話してみると、「実は自分の親が」とか、「自分の夫が」とか、「友だちの夫が」とか、意外と同じような病気の人が、身近に結構いるということも分かりました。オープンにして話すのはすごく勇気がいることだったんですけれども、話してみると、「心の病って、誰にでもあるんだ」「とても身近な病気なんだ」ということも知りました。

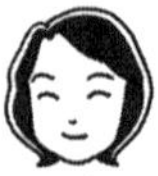
蔭山先生

理解してもらえる人がいて、かつ相談に乗ってくれて
整理してくれて、専門家もいて。
なかなか理解してもらいにくいということも理解してもらって、知ってもらえるといいですね。

●「自分だけじゃないんだ」と思うだけでも気持ちが救われた

配偶者会があるということで救われた。直接、同じつらさを抱えている人たちと会って話ができたときはうれしかったし、オープンにして話すのはすごく勇気がいることだったが、話してみると、「心の病って、誰にでもあるんだ」「とても身近な病気なんだ」ということも知った。「自分だけじゃないんだ」と思うだけでも気持ちが救われた。

2人の未来。どう生きていくのか

病気の夫の妻として、「ともに生きていく」というのはどういうことだと思っていらっしゃるのでしょうか。同時に、これから、皆さんはどのように生きていきたいか、そういうところを最後にお話しください。

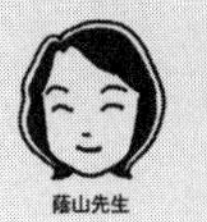
蔭山先生

私が変わろう！　すると夫が変わった

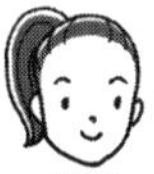
はなさん

これからのことですよね。

初めのうちは、夫をなんとか治してあげたいとか、薬をできるだけ減らしたいとか思って、がんばってみたんです

●「私が変わる」ということ

家族が変わることで当事者にもよい影響があると思われる。しかし、人が変わることは簡単なことではない。病気を治すのは本来当事者の課題。家族は見守ったり、応援する気持ちだけでも十分だろう。

けれども、まぁうまくいかず。

その後に出てきた答えが、「この夫を受け入れるのに、私が変わらないといけないんだ」っていうことです。

それで自分のために始めたことがあります。瞑想と5分程度のエクササイズです。それを毎日やって、気持ちや体をリセットしています。

そして、夫のことをあれこれと言わないようにしました。

夫は夫の人生ですから。

一緒にいて、気になるけれども「もういいや」と。

まるごと子どもを受け止めるのと一緒で、「まぁいいや。休んでもいいよ、文句を言ってもいいよ。頭を抱え込んでなんかすごく暗い状態になった夫でもいいや」と、何も言わないって心の中で決めたんです。

それで1カ月ぐらいがんばって。

そうしたら、夫のようすも変わったんです。

●夫は夫の人生。何も言わないって心の中で決めたら…

「夫の病気を受け入れよう」と気づき、夫のことをあれこれと言わないようにした。「休んでもいいよ、文句言ってもいいよ。頭を抱え込んでなんかすごく暗い状態になった夫でもいいや」と。1カ月ぐらいがんばったら、夫のようすも変わってきた。

どんよりとした夫に引っ張られないように自分をリセット

夫は今、復職しているんですけれども、そういう病気があるっていうことで、会社でいろいろ言われることが多くなったんですね。

最近では、「僕はその仕事ができないんで」って断れるようになったらしく、定時で帰ってくることもあるんです。けれども同僚からは、「なんであいつ、やんないんだ」みたいな、そういう目で見られてしまっているのを感じるらしく、夫がどんよりとしているんですね。そうすると、こっちまでどんよりしてしまう。

そのときに、自分をリセットする意味で、瞑想とか、ちょこっとヨガで体を動かすだけで、自分に集中して、リフレッシュというか、息抜きができる。

最近では、夫とのコミュニケーションも、ほどほどにですけれども、取れるようになりました。

●心と体をリセット

夫がどんよりとしていると、自分までどんよりしてしまう。そのときには瞑想や簡単なヨガで体を動かすだけで、自分に集中して、リフレッシュ、息抜きができた。

私が変われたのは、夫のおかげかな

夫のうつがきっかけで、つらそうな夫を見ていると、人間らしい生き方っていうのはもっとこうだよというような、私も自分らしく生きようって考えて、そこから私も変われたんです。私が変われたのは、夫のおかげだなあって。

今は、そういう状況で、息子もいて、家のローンとかもあって大変なんですけれども、「お金は2人で返していこう。それであなたを早く、自由にさせてあげたい」ということを夫に言いました。

ここから先のことを見据えていきたい

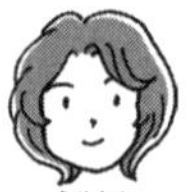

皆さんのお話を伺っていて、私は自分の理想を夫に押しつけていたところもあったのかなと、今、思っています。父親だから母親だからという、あるべき姿みたいな、もともと私が理想として描いていた結婚生活とかけ離れてしまっていて不

●「自分らしい人生を生きる」その大切さを夫が教えてくれた

夫のうつがきっかけで、つらそうな夫を見ていると、人間らしい生き方っていうのはもっとこうだよというような、私も自分らしく生きようって考えて、そこから私も変われた。「自分らしい人生を生きる」その大切さを夫が教えてくれた。

安だったんです。これからは、ここから先のことを見据えていきたいなと思いました。

普段、夫の前では、話す内容もコントロールしているんですが、こういう場で自分を解放して、好きなことを言って、自分を表現するのも必要なのかなと思いました。


夫の収入に頼らなくてもやっていける見通しを立てる

今は、家庭内別居に近いんですね。今後は、自分の生活をちゃんとして、仕事もずっと続けて、そうすれば夫の収入が無くても子ども1人ぐらいだったら育てていけるし、夫の気持ちがアップダウンしても、私がちゃんと中心になるものになっていこうと思って。

職場も、私の定年までの見通しはようやく立てることができたので、子どもが大学を卒業する位まで、働いてもいいかなって思っています。今は、仕事が私にとってはストレス発散の場所になっています。家の中だけにいるよりも、職場と自宅っていう2カ所に居場所があ

●これから先の人生を見据えて、夫の収入に頼らなくても生活できる見通しを立てる

夫の気分のアップダウンとは関係なく、将来を見据え、自分と子どもの生活を中心に考え、夫の収入が無くても子どもが大学卒業するくらいまで働く見通しを立てた。

るので、発散できています。
でもたぶん、夫は変わらない。変わらないような気がします。

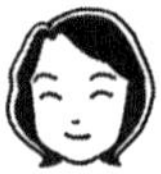
蔭山先生

ここから先のことを見据えていこう、前向きに、ポジティブにという話でしたね。皆さんはどうですか。

ポジティブだったころの自分を思い出すようにしている

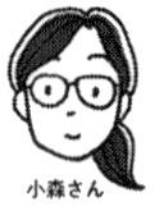
小森さん

お話を伺いながら思ったんですが、私にも、ポジティブになろうとしていた、そんな時代がありました。
夫が病気になって、最初、うつの家族の会に行ったことがあるんです。「うつは治る」ということで。
そのときに、「うつになってよかったことを言ってみてください」という宿題が与えられて、当時、そんなふうに発想したことがなくて、なんだろう、なんだろうと思って、1週間ぐらいして、宿題だったので、メールで返信したんですね。

●夫がうつ病になってよかったこと

「自分の家族が精神疾患になったことは不幸だ」と初めは感じる人が多い。しかし、つらい経験をした家族どうしのつながりなど、家族が精神疾患になったことで成長した自分がいることに気づいたという人も多い。

そのときに、もし夫が病気になっていなかったら、運転免許とかも取っていなかっただろうし、なんでも自分でやんなきゃだめだって、背負い込んでいたかもしれないし、人の悩みとかも他人事のようにしか聞いていなかっただろうなって、そう思ったのが答えでした。

それも何年も前のことなんですけれども、それを思い出すようにはしています。

とりあえず、子どもが卒業するまではこのままで

自分は自分、相手は相手というポジティブな考え方ができればいいなと思うんですけれども、これから先のことを考えたら、私はパートぐらいしかしていないので、これじゃ絶対に食べていけない。この年齢から新しいことをするって、まぁいろいろしようとしてますけれども、気持ち的にはそう思っても経済的に難しい。

子どもには学費のことを言い訳にしてほしくないって言われますけれども、やっぱり子どもが高校を卒業するまでは、この環境で、中

●病気を患う夫と生きて得たもの

夫が精神を患うことは、妻の生き方にも大きな影響を与える。「もし夫が病気になっていなかったら、人の悩みとかも他人事のようにしか聞いていなかっただろう」。

身は家族として機能していないなぁって思いますけれども、変えたくないなというのがあります。

一方で、自分の人生を歩みたいと思っている。揺らいでいる

一方で、揺らぎの世代というのか、体と心が別々になっているというか、自分がどう生きていったらいいかって考えて、それで動き出したりもするんですけれども、すぐに「へたー」っとなっちゃって。そういう自分に対して、自己嫌悪もあります。いろんなことが空回りしているなと。前向きに、ポジティブにってそういうときがあったのかな私。今に比べればあったかなと思う。皆さんのお話を聞きながら、忘れちゃっているということがすごく分かりました。

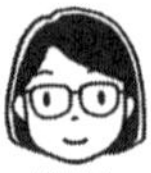
桜野さん

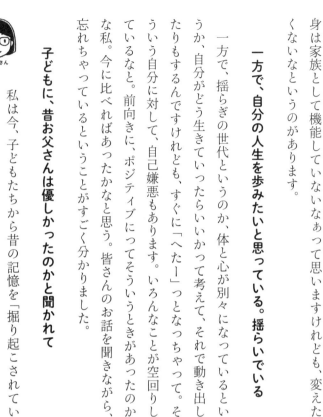

子どもに、昔お父さんは優しかったのかと聞かれて

私は今、子どもたちから昔の記憶を「掘り起こされている」感じがします。

●配偶者会で話を聞くうちに自分の中で変化

夫の言動や態度を基準にするのではなく、まず自分がどうしたいか？ どう生きていきたいか？ を考えようと思うようになった。今は、つらいけれど「前向きに、ポジティブにって考えていたときのことを思い出した」と話す。

子どもに昔の話をしてほしいって言われて。自分たちの小さかったころの話をしてほしいとか、お父さんとお母さんはどういうふうに出会ったのかとか、そのころお父さんは優しかったのかとか。

よくお父さんは洋楽を聞かせてくれたりもしたので、そういうのを私よりも娘の方が覚えていて、学校の宿題で英語の歌、例えばビートルズとかを一緒に歌ってくれたとか、そういう話から、昔、結婚する前に、お父さんがカセットテープに歌を録音して、お母さんにプレゼントしてくれたとか、そういう思い出が掘り起こされてきて。「彼とは週末しか会えなかったから、平日が早く過ぎないかなぁと思っていたときもあったんだよなぁ」とかね。

ただそう思うのはその一瞬だけで、また現実に引き戻されてしまう。

皆さんの話を聞きながら、私は今、人生のこの位置なのか、じゃあこれからどうするか、みたいな感じで。揺らいだところにいるかなっていうのを、今改めて気づかされている感じがします。

●子どもたちを通じて、夫の昔の記憶を思い出す

病気ではない父親の姿を知らない子どもたちから、「昔、優しかったころの父の話をしてほしい」と聞かれ、忘れていた思い出が「掘り起こされて」きた。配偶者会で年齢や夫の病歴が異なる人の話を聞くと、これから先の見通しも立って参考になる。

夫の病気とうまくつきあって生きていく

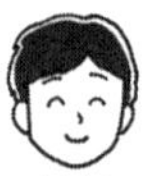
あきさん

私は縁あって主人と結婚することになって、結婚してから自分の性格が円くなったというか、優しい夫ですし、話をよく聞いてくれるので、私自身もすごく変わってきて。

私も初めの1年目位は夫の病気を一生懸命に治そうと思っていて、いろいろなことをやっていました。でもがんばりすぎるタイプなので疲れてしまって。そのころは、夫が一日中寝ていたりすると、いらいらしてました。

でも今は気にしないようにしています。

夫も、自分が病気で、家族や回りに迷惑をかけているとすごく実感していて、「いつも悪いね」って言ってくれて。家事もお皿洗いとか、できることはしてくれたりします。

「いつもありがとう」って結構、声もかけてくれるので、そういうの

●うまく病気とつきあっていく

初めは私が治そうとしてがんばったがうまくいかず疲れて、一日中寝ている夫にいらいらしていた。夫の病気について分かってきて、気にしないようにしている。夫も体の調子がいいときは、「いつもありがとう」って声もかけてくれるので、そういうことに救われる。

に救われるというか。

1番つらいのは本人なんですから。

双極性障害というのは完治は難しいですし、ずっと薬を飲まなきゃいけないし、そういうのも分かってきたので、うまく病気とつきあって、こういう生活を続けながら、私も完璧な人間ではないので、お互いにサポートしながら生きていけたらいいなと考えています。

「子どもを上手に育ててくれたね」って夫からうれしいことば

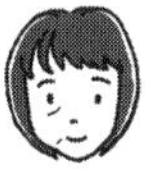

皆さんの話を伺いながら、うれしかったことを思い出しました。

うちの子どもがスポーツをやっていて、全国大会の決勝に残るとか、がんばっていたんですね。それでも夫は絶対応援に来てくれなかったんですよ。子どもも「なんでパパは来てくれないのよ」って言ってましたね。その分、まぁお父さんの病気のこともあって、先生方からはかわいがられていました。父親に知らん顔されていて、私

●皆さんの話を聞いていて思い出したこと

初めは、「夫が病気になって30代40代とがんばってきたけれど、50歳過ぎてちょっと疲れてきちゃった。逃げ出したい」と話していたが、「座談会でみんなの話を聞いているうちに、うれしかったことを思い出した」と語り出した。

も仕事をして忙しくしていましたから。

その娘が、もう今年27歳になるんですが、父親として尊敬できるというところもあるって言うんですね。そこを娘が見ていてくれていたから、夫にご飯をよそおってあげたりとか、たまにビールを飲んでいるとついであげたりとか、そういうことをちゃんとやってくれるんです。

すると、夫が「君は、子どもを上手に育ててくれたねー」って。そういうのを言われると、大変ながらもがんばって来られた部分もあるのかなって思うんですね。すごく私を肯定してくれることばですから。娘のことを褒めてくれたり、上手に育てたって言ってもらえたりするのは、すごくうれしい。

そこを知っているのは主人しかいませんから。

娘が回り道しながらも、精神科病院の作業療法士になってくれました。患者さんたちにつらいこともあるけれど、幸せに暮らせるようになりますよと伝えてくれたらうれしいです。

●つらいこともあるけれど、幸せに暮らせるようになりますよ

ある日、夫が「君は子どもを上手に育ててくれたね」と言ってくれたことは、「夫しか分からないことでとてもうれしかった」。精神科病院の作業療法士になった娘には、「患者さんたちにつらいこともあるけれど、幸せに暮らせるようになりますよ」と伝えてくれたらうれしいと話した。

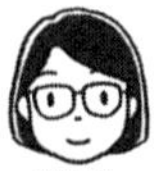

桜野さん

そういうすてきなキーワード、この会でしか出会えないものがいっぱいありますね。

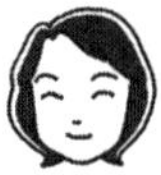

蔭山先生

本当にそうですね。

支援者の側も配偶者の方が何に困って、どんな姿を求めているのかが分からない。発信していかないと支援も始まらないと思います。

親の理解も必要。

そういったところからも変わっていければいいと思います。

本日は、ありがとうございました。

●これから必要な支援

座談会を踏まえ、当事者、配偶者、子ども、それぞれにどのような支援が必要か、これから期待される支援について、なども含め、「考察」としてまとめた。（P177～）

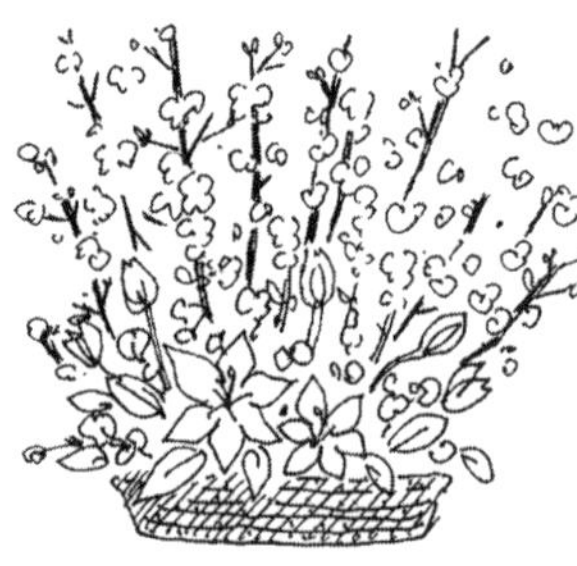

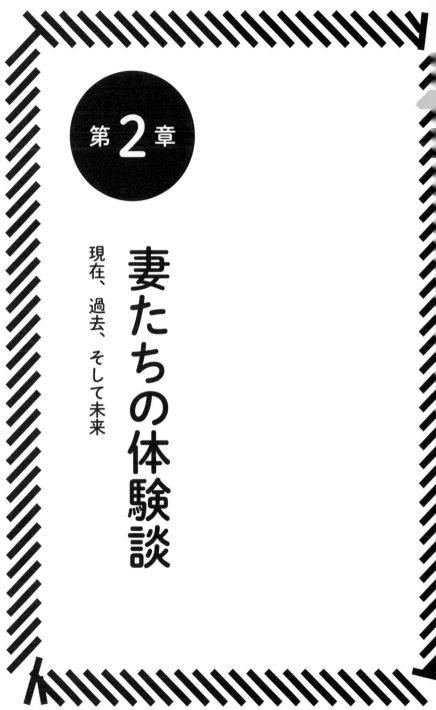

第2章

妻たちの体験談

現在、過去、そして未来

1

互いの肩を抱き、
涙枯れるまで泣き尽くした
夜。そこから私たちは
前を向いて歩き出すことが
できました

はなさん

「まずい。自殺願望がある」。

2017年3月、思ってもみなかった夫の告白。診断結果はうつ病だった。40代、中間管理職。夫はこの日から1年3カ月の休職に入る。妻は30代。生後6カ月の長男を抱え、病気のこと、家のローン、生活費、子育てなど、不安に押しつぶされそうになっていく。

貯金を切り崩しながらの生活でけんかも絶えない。そんななか、妻は医師の説明を受け病気への理解を深めようと考え始める。

互いの肩を抱き、涙枯れるまで泣き尽くした夜。これがきっかけとなり、2人は覚悟を決める。

両親の理解にも助けられ、妻は配偶者の会にも参加。

夫は復職し、今、2人は少しずつ未来へと歩み出している。

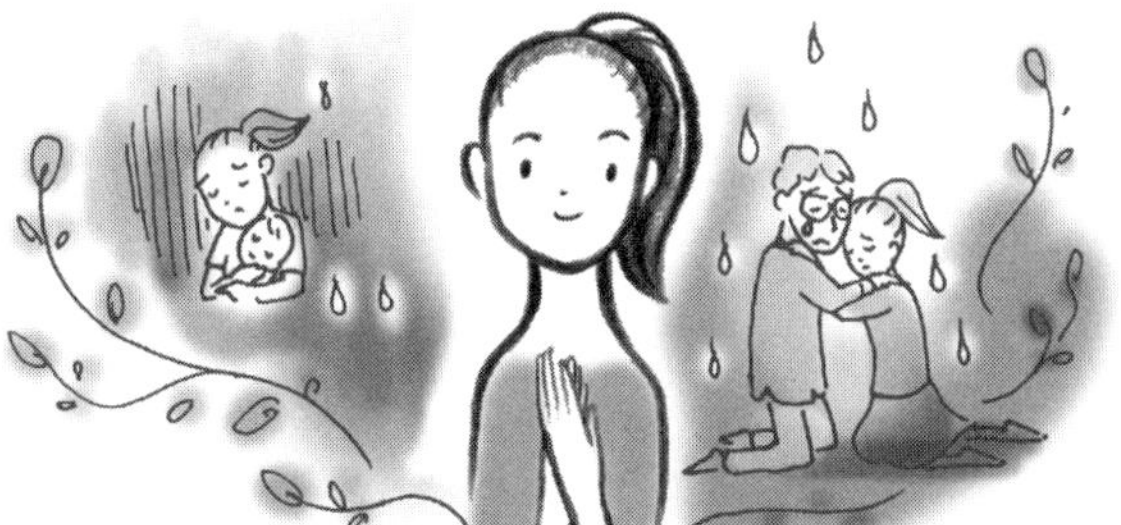

「このままでは自殺してしまう」　診断結果はうつでした

「自殺願望があるんだ、このままではまずいよ。心療内科に行きたい」

「えっ？」

夫の唐突な告白に、私はことばを失っていました。

確かに今年に入ってから、夫は「眠れない日がある」「なかなか疲れが取れない」「仕事に行くのがしんどい」というようなことを言っていましたが、「たまたま眠れないんじゃない？　疲れがたまっているけどきっと大丈夫よ！」と、私はそれほど深刻には考えていませんでした。

その日、夫は心療内科へ行きました。

帰ってきたのは、夕方の6時過ぎだったと思います。

心配しながら待つ私に、夫は診察の結果と、これまでの自分の気持ちを正直に、精いっぱい話してくれました。

こみ上げてくる気持ちを抑えられなかったのでしょう。夫は、話しながら大粒の涙をぼろぼろとこぼし始めました。そんな夫を見たのは初めてで、私も動揺しました。

次第に私も涙が止まらなくなって、この夜は2人でたくさんたくさん泣きました。

夫はこの翌日から約1年3カ月、会社を休職することになります。

医師の診断結果は、うつ病でした。

夫は40代、中間管理職。がんばり続けた夫の心が限界に

うつ病と診断されるちょうど1年前、夫は昇進し新たな気持ちでがんばっていました。

私も夫の昇進をうれしく思い、これからますますの活躍を期待していました。ただ、昇進と同時に仕事の量は月日を追うごとに増していき、帰宅も夜の9時を過ぎることが当たり前になっていきました。

夫はどちらかといえば真面目な性格です。周囲の期待に応えようと、1人で仕事を抱え込み、がんばりすぎたのでしょう。とうとう心と体に限界がきてしまったのです。

夫が休職することが決まったとき、息子は生後半年を迎えたばかりでした。

うつ病の夫、まだ幼い生後6カ月の息子、30代の私。

ここから始まった私たち家族の2年間と今をお話しします。

どのしょうゆを買ったらいいのか分からない！

「まるで頭の中に霧がかかったような状態なんだよ。脳がストップして深く考えられないし何も理解できない。正しい判断もできなかったんだ」と、後に夫は当時を振り返ってそう言っていました。

ある日のこと。私は「しょうゆを買ってきてほしい」と夫に頼んだことがありました。家族でよく買い物に行く近所のスーパーです。スマホで商品写真を撮影し、商品名も入力して夫にＬＩＮＥで送りました。まもなくスーパーへ行った夫から電話がかかってきました。
「しょうゆコーナーの前にいるんだけど、どれを買ったらいいのか分からない。頭が混乱して」
「えっ？　どういうこと？　なに言っているの？」と私は強い口調で責めていました。

このころの夫は、一度言ったことを何度も繰り返し聞いてくるし、一度で覚えられないことが多くメモをしないとだめでした。とはいえ、メモを取ろうにも手が震えて文字が書けない状態でした。

なぜ？　なぜ？　何もかもが信じられませんでした。

これから私たちはどうなるの？　不安に押しつぶされそうでした

私たち夫婦は、どちらかといえば、日ごろからコミュニケーションを取っていたほうでした。

しかし、夫が毎日家にいるようになってから、夫婦げんかも多くなっていきました。けんかというよりは、私が一方的に声を荒らげていたのかもしれません。

なぜ？　どうして？　と質問攻めにしたり、なかなかよくならない状態にいらいらしたり、回復に向かっているのかよく分からなくて不安に思ったり、本当にこの治療でよいのかと疑ったり。そして、そもそもどうしてうつ病になったのかと、夫の性格や生い立ち、会社の上司を憎んだこともありました。

夫に質問しないと、私もこの先が不安で不安でたまらなかったのです。

本当にいろいろなことが、次から次へと頭に浮かび、そのたびに私は夫に当たっていました。そんなことをしても、何の解決にもならないのに。

ただ寝ている夫に腹が立って、ストレスも頂点に。そんなとき

会社を休んでからというもの、毎日寝てばかりで何もしない夫に、私も次第に腹が立ってきました。初めての子育てで余裕がなかったこととも重なっていたと思います。怒りの感情がふつふつと湧き上がり、私はその感情を夫にぶつけていました。

そんなとき、夫が通う心療内科の先生から「奥様にもお話ししておきたいことがあります」と言われ私も夫の診察に付き添っていくことにしました。

先生からのお話は、

・うつ病を理解してほしい。そのために勉強してほしい。
・寝てばかりいる夫を責めないでほしい。
・彼には今、休息が必要だということを理解してほしい。
・今は、本人がしたいようにさせてあげてほしい。

という内容でした。

先生のお話はとても説得力があり、心にストンと落ちたのです。

「そうか、私は今、うつ病を抱えた夫とともに生活をしているんだ」と。

そこからは、「夫の病気を理解し、今の私たちにとって最善の道を見つけていこう」という気持ちに少しずつ変わっていきました。

夫はうつ病なんだと理解しようと本を読み、夫の話を聞きメモを取りました

早速私は先生から教えてもらったことを実践しようと、育児の合間にうつ病を理解するために本を読むことにしました。

うつ病のことが書かれた書籍コーナーに行って何冊か手に取ってはみたものの、気持ちが落ち込みそうな本は読む気にはなれませんでした。そんななか、店頭に平積みされていた『うつヌケ』という本を見かけ読んでみることにしました。漫画なのでスラスラ読めて分かりやすく、読んでいてあまり深刻に悩んだり落ち込んだりしないのも魅力的でした。

私は夫がどのように感じているのか、どんなことを考えているのか、どういう気持ちなのか、ということを理解しようと努力していきました。

夫は自分の気持ちをうまくことばにできないようでしたが、私は夫の話に耳を傾け、感情移入しながら聴くということを大切にしました。その際に、夫の症状、状態、気持ちな

ど、気づいたことを必ずメモに取るようにしていました。メモしておくことで夫の状態の変化が分かりました。また、診察に立ち会うときに先生に近況報告をする際にも役立ちました。

お互いの肩を抱き、泣き尽くした夜

休職中、会社からは傷病手当金をもらっていましたが、それでなんとか家族3人が生活していけるギリギリの金額でした。家賃11万円に対し、手当金17万円という月もあり、貯金を切り崩す生活が続きました。

常にお金への不安は付きまとっていました。この先どうすればいいのか、先が見えない不安に襲われ、夫と一晩中泣き尽くした夜もありました。

肩を落とす夫。その肩を「きっと、大丈夫」と抱きしめましたが、私も涙があふれて止まりませんでした。この夜のことは今でも鮮明に覚えています。

あのときの私たちは、泣くことでしか前に進めなかったのだと思います。

泣いて泣いて、泣き尽くしたとき、ようやく前に進めたのだと今振り返って思います。

両親に打ち明け、助けを求めました

それまでは、自分たちだけでなんとかしようと、周囲にはずっと黙ってきましたが、私は自分の母に夫の病気のことを打ち明けることにしました。

それはとても勇気がいることでした。

母はじっと聞いてくれました。

そして目にいっぱい涙をためていました。とても優しい涙でした。

私も泣きじゃくっていました。幼い子どものように。

母は、すべてを受け入れてくれました。

そして同じころ、主人の両親にも打ち明けました。

幸い私たちの両親は、うつ病のことを否定もせず責めもせず、ありのままを受け入れてくれました。

「話してよかった」

両親の理解は、私たちに深い安心感を与えました。そして、このことが新たな1歩を踏み出す勇気につながっていきました。

新たな1歩、「配偶者の会」への参加

親に打ち明けてから、気持ちも随分と楽になりました。息子が1歳を迎えたころ、私もそろそろ何か1歩踏み出して行動してみたい、視野を広げたいと思い始めました。

1人で、また家族だけで思い悩むよりも、同じように精神疾患を抱えるご夫婦にお会いしてみたいという気持ちになりました。自分たちだけではないのだと分かるだけで、きっと心の負担も減るだろう、そう思ったからです。

いろいろとネットで調べているなかで、「精神に障害がある人の配偶者・パートナーの支援を考える会」を見つけました。これだ！　と、思い切って参加を申し込みました。

1歳2カ月の息子を連れての参加に不安はありました。しかし主催の前田直先生から、子連れ参加を歓迎するお返事をいただき、私は参加することができました。会場にはボランティアで保育をしてくださる方がいて、私が集いに参加している間、息子の面倒を見てもらえて助かりました。

皆さんのお話を聞きながら、「うつ病」といっても、躁うつ病、統合失調症など病気の種類もさまざまであることを初めて知りました。病気になるきっかけ、どのような症状が出

ているか、薬の服用の有無、配偶者の受け止め方もさまざまで、いろんな方々の経験や話を聞くことで、うつ病への理解が深まっていきました。

人前で話せた！

そして何より、会場で初めてお会いする皆さんに、自分の夫がうつ病であることを話せたことは、私にとって大きな1歩になりました。

とても勇気のいることでしたが、1人で悩まずに「誰かに話す」ということが大切なのだということがこの経験で分かりました。また、医療機関や行政・福祉など、どこで情報を得られるのか、どこに相談すればいいのかが分かったことも安心につながりました。

「話す」ことが前向きに行動できるきっかけに

「配偶者の会」に参加したことをきっかけに、私は大切な友人にも、夫がうつ病であることを話すことができるようになっていきました。

それまでは、夫の病気を知ったらみんなどう思うのだろう、かわいそうな人と思われるのかな、返事に困るかな、会話の雰囲気が暗くなるかな、そういう不安があり、誰かに打ち明けることが怖かったのです。人に話すことができるようになり、私自身が変わったことに気づきました。自分の考えを客観的に見ることができましたし、違った視点や新たな気づきを得られることも多くありました。

このことは、私たち夫婦が前向きに行動できるよいきっかけをくれたと思っています。

この文章を読んでくださっている皆さんが、もし私と同じ境遇でしたら、思い切って信頼できる人に話してみてもいいかもしれません。

「配偶者の会」に参加するのも1つの方法です。その1歩が、家族を取り巻く状況を変えていくきっかけになると思います。

私自身がそうであったように。

母の支え。誰でもいいからSOSを出しなさい

夫がうつ病になってから、私を支えてくれていたのは、私の母でした。うつ病の夫と毎

日一緒にいることに行き詰まってきたとき、いつでも実家で休んだらいいのよと言ってくれたのが母でした。

私たちのあるがままを受け止め、受け入れてくれたこと、うつ病への理解と協力の姿勢や態度を見せてくれたこと、私の悩みをいつも聞いてくれたこと、夫婦の時間を持つために、息子を預けたいときはいつも快く引き受けてくれたこと。

母親の姿勢に、態度に、ことばに、すべてに励まされ、私は母なしではこの2年間を乗り越えられなかったと思います。とても深い感謝の気持ちでいっぱいです。

母からのことばで特に印象に残っていることが2つあります。

●「誰でもいい。SOSを出すこと。絶対に2人だけでは解決できないのだから」

本当にそう思います。夫婦だけで悩んでいても決して解決しません。またよい方向にも進んでいきません。

回りに相談してみる。信頼できる人に話してみる。誰かに頼ってみる。助けを求めてみる。経験して分かったことですが、これらがとても大切です。

自分自身が変わらなきゃ

もう1つは、これです。

●「夫に対して、こちらから、あれこれ質問攻めにしたり、不安にさせるようなことばをかけないこと。相手から自然と話してみたいと思ってもらえることが理想じゃないかな。そういう雰囲気や態度をこちらが作らなきゃね」

それまでの私は、夫に、なぜ？　どうして？　と何度も質問したり、そういうつもりはないのに、夫を責めていたりすることがありました。母は、そのことを指摘したのです。母からこう言われたとき、私は自分自身が変わらなきゃと気づきました。そして、夫のあるがままを受け入れ、理解しようと決心しました。

具体的には、次の2つのことを意識することにしました。

・夫が話したくなるまで待つこと。

・夫が話してきたときには、私の感情をいったん横に置き、相手を理解するように努めること。

母のことばで「私が変わらなきゃ」と気づいてからは、夫がどんな状態、どんな状況であろうとも、受け入れようと努力していきました。

とはいえ、頭では分かっていても行動に移すのはそう簡単ではありません。行動できるようになるまでには長い時間がかかりました。今でも、時々不安はやってきますし、ついあれこれと口を出したくなることもあります。けれども、夫の回復を信じること、待つこと、認めることは、心を病む夫に対する見方を変えるうえでとても重要なことでした。

このように接することで、夫に少しずつ変化が生まれてきました。

そして、不安のなか職場復帰へ

夫は1年3カ月で職場復帰をしなければなりませんでした。実のところ、もう少し休ませたかったというのが本音です。しかし会社の規定上、休職の期間が定められており「〇月までに復帰できなければ退職になります」と、会社から突然、夫あてに手紙が届きました。このとき、夫も不安でいっぱいになっていました。心療内科の先生からも「もう少し休んだ方がいいのですが」と言われましたがそういう規定なので仕方がありません。

夫は大きな不安のなかにいました。

私は「復帰に向けて準備していこう」「私にも何か手伝えることがあれば言ってね」と声をかけ、夫は、心療内科の先生から出された職場復帰に向けたプランを、がんばってこなしていきました。

そうして、うつ病と診断されてから約1年3カ月後、夫は職場に復帰しました。

復帰当日の朝、久しぶりに見る夫のスーツ姿に、私は目がウルウルしました。

夫が会社に行くのが当たり前と思っていた生活から突然のうつ病。そして毎日パジャマを着た夫がいる生活。まだ十分ではないけれど、仕事に行けるくらい元気になってきたんだ、ありがとう、と夫への感謝の気持ちでいっぱいでした。

夫は本調子ではないものの、以前よりはだいぶ頭が回るようになり、物事を広く考えられるようになってはいました。しかし、まだ完全にうつ病から回復した状態ではありません。薬も服用中でした。

久しぶりに満員電車に乗ること、人混みがしんどいこと、職場の人に会うことへの恐怖、こんな自分にもできる仕事があるのか、長時間椅子に座って仕事ができるか、集中力が持つかなど、さまざまな不安と緊張を抱えながら仕事に向かっていきました。

復帰初日の仕事から帰ってきた夫。聞いてみたいことはたくさんあります。でもそんな気持ちをぐっと抑えて、とにかく夫の話を聞くことに徹しました。

その後、夫は週3日の短時間勤務から始め、徐々に時間や勤務日数を伸ばしていきました。

夫の病気が教えてくれたこと

起こること、できごとにはすべてに意味があり、1つも無駄な経験はない。しかも、それはベストのタイミングでやってくる。新しい経験は、自分を成長させる人生のよきスパイスとなっている――

夫がうつ病になったことで、私は人として大切なことをたくさん学ばせてもらいました。起こったことは変えられません。唯一変えられるのは、自分自身。起きたことをどう解釈するのか。そしてどういう意味づけをするのか。それは自分が選択できます。

私たち夫婦は、夫の病気をきっかけに、大きく成長させてもらうことができました。

夫のうつ病は、私たち夫婦を不幸にさせようとして起こったことではなく、「より豊かになる、実りある人生へと導いてくれた」、そう思っています。

今はもう、不幸だと思うことも、ほとんどなくなりました。もし夫のうつ病が再発したのならそれでもいいとさえ思えるようになりました。「そのときは会社を辞めてもいいからね」と夫には伝えています。「そう言ってくれるとうれしいよ」と話す夫の笑顔が忘れられません。

先のことにあれこれ不安を抱いて心配しても仕方がありません。

過去ではなく、「今」をしっかりと生きていこうと思っています。

私の経験が、いつか、誰かの光となる。そう信じて

夫は現在、通勤電車に乗り、週5日働けるまでになりました。新しい部署で新しい仲間と仕事をしています。職場の上司も、うつ病への理解を示してくれているようです。

通院は月に一度になり、減薬にも取り組んでいます。

私は、夫とともに歩む将来に希望を持てるようになりました。

そして、1つの決心をしました。

精神疾患のあるパートナーをもつ女性や、子育てに悩むお母さんたちなど、私たちの回

りには、さまざまな場面で人間関係に苦しむ女性たちが大勢います。そういう皆さんが、「よりよい生き方へ歩む」そのサポートをさせていただきたい、ということです。

そのための新しい学びも始めました。

私の経験が、いつか、誰かの光となる。そう信じています。

最後にゲーテのことばを送ります。

「現在の姿を見て接すれば、人は現在のままだろう。人のあるべき姿を見て接すれば、あるべき姿に成長していくだろう。」

これを読まれているあなたの幸福《しあわせ》を心より願っています。

【参考にした本】

『完訳 7つの習慣 人格主義の回復』著・スティーブン・Rコヴィー、キングベアー出版

『うつヌケ うつトンネルを抜けた人たち』著・田中圭一、KADOKAWA

2

病気の夫からは暴言、義母からは責め立てられ。妻の立場はこんなにつらいのか

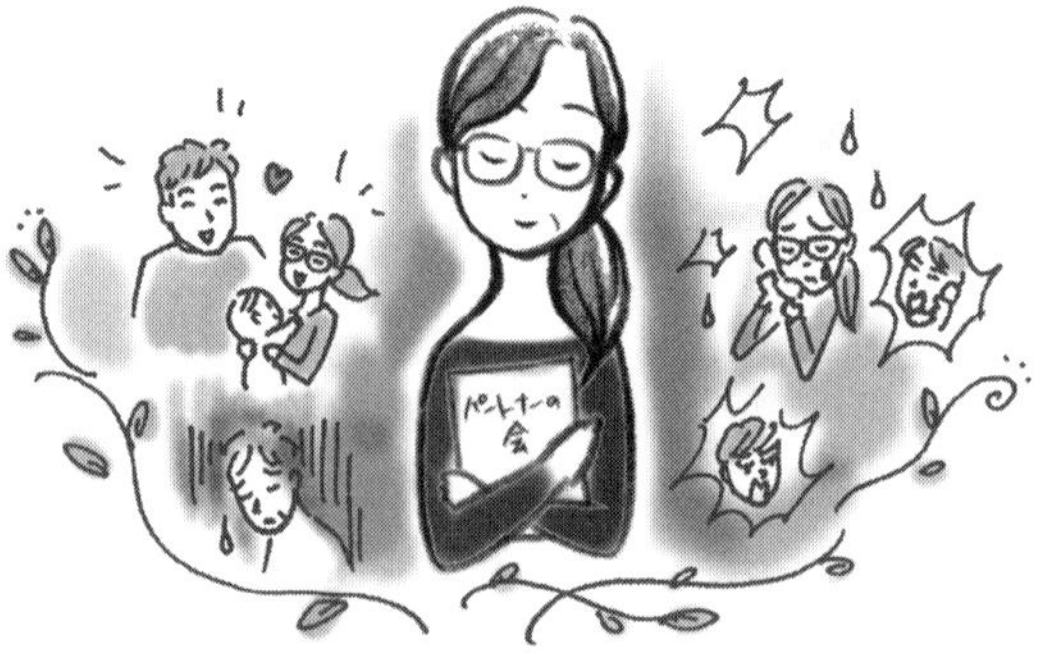

小森めぐみさん

どこにでもいる普通の夫婦。子どもが授かったとき、夫も妻も大喜びした。やがて男の子を出産。初めての育児に悪戦苦闘しながらも幸せの絶頂だった。ところが子どもが２カ月のころ、夫から大学院時代に統合失調症を発症していたことを聞かされる。初耳だった。

「誰にも言ってはいけない」それは母と子の秘密だった。

それでも「夫を支えよう」そう思い家庭を守ってきた。

しかし、「妻としてひどい態度だ！」と義母からの責め立てる電話が。妻の立場はこんなにつらいのか。もう、やりきれない。

妻もまた、心を病んでいく。

多感な時期の長男と父親の関係、心ない夫のことばの数々。

「もうこれ以上は限界」

そんななか、「精神に障害がある人の配偶者・パートナーの支援を考える会」を知る。

夫の病気を知ってから17年。何度も気持ちを立て直してきましたが

夫の病気は統合失調症です。

通常、月2回のクリニックも欠かさず受診していますし、処方された薬もきちんと飲んでいます。この疾患での入院や警察のお世話になったことなどはありませんが、被害妄想の症状が強くなることがたびたびあります。

同じ病気の人と比べると症状は軽い方なのかもしれません。しかし、夫の病気を知ってから17年余の間、病気がそもそもの原因と思われるいろいろなできごとがありました。そして、一緒に生活するなかで、この病気とはうまくつきあっていくしかないのだと、何度も気持ちを立て直してやってきましたが、これ以上は限界と感じることも多かったように思います。

今回、体験談を書くにあたって、時系列に今までのことを思い起こしてみました。当時のメモを見ると、記憶から抜け落ちていたことや、逆に何年も前のことなのに強く記憶していることもあります。また夫の仕事の変化や子どもの成長など環境の変化とともに、私の気持ちや悩みも変わってきていることを感じました。

出会いと結婚。幸せな新婚生活

夫と出会ったのは30歳を過ぎたころでした。

お互いに結婚を念頭に置いていたせいか、出会いから1年足らずで結婚しました。一緒にいて自分を飾らずに自然体でいられることが心地よかったし、なんでも話せる人だなと思いました。私は会社員として忙しい日々を送っていましたが、夫の強い希望で結婚を機に仕事をやめて家庭に入りました。

専業主婦になった私は、日々家事をこなすと、それ以外は自由な時間を持つことができました。週末に2人で出掛けることもありましたが、どちらかといえば私の方が疲れやすく、夫は至って健康で、どこか体の具合が悪いというようなこともありませんでした。

今思えば、この1年半くらいの間が1番安定した生活だったと思います。

妊娠。幸せの絶頂期に夫の体調に異変が

そんな順調な結婚生活を送っている間に私は妊娠しました。お互い子どもが欲しかった

こともあり、夫も私もうれしくて2人で大喜びしたのを覚えています。

そんな幸せの絶頂のときでした。

夫の体調に異変が起きたのは。

私は、安定期に入るまでつわりがひどく、同じころ、夫も体調が悪くなり、「会社に行きたくない」などと言い出し始めました。

そのころ、夫は頭が痛いなどと言って近くのクリニックに通院するようになりました。

しかし、私は夫の病気について詳しいことは何も知りませんでしたし、そのうちによくなるだろうぐらいに思っていました。

ただ、当時夫は弁当を持参していたのですが、あるとき義母が「自席で1人で弁当を食べるより、会社の人たちと話しながら食べた方がいい」と外食を勧めたり、またあるときには「気分が落ち込んで自殺でもしたら困る」と言い出したりしたこともありました。そのときは「大げさなことを言うなあ」とちょっとびっくりした程度で、まさか病気と関係があるなんて夢にも思いませんでした。

子育てに悪戦苦闘するなか、初めて知らされる夫の病歴

出産して2カ月ほどたったころのことです。

私は初めての育児に悪戦苦闘していました。

夜も授乳で眠れないことが多く、精いっぱいの生活でした。

日曜日の夜だったと思います。いつものように「会社に行くのがつらい」と愚痴を言い出した夫に、「あなたの話は今は余裕がないので聞けない」と突き放したのです。

すると夜遅くだったにもかかわらず、夫は家を飛び出して行き、しばらくして帰ってくると、今度は実家の親に電話をしていました。このころから、夫は頭が痛いとか体調が悪いと言っては会社をよく休むようになっていきました。

そんなときだったと思います。

夫から、大学院時代に統合失調症と診断されたことがあると打ち明けられました。当時、1人暮らしをしていた下宿で発症した夫を義母が病院へ連れて行き、その診断が下されると、「このことは誰にも言わないように」ときつく口止めされたそうです。

統合失調症、パニック障害、うつ…会社も休みがちに

とはいえ、私はその病名を聞いてもぴんときませんでした。病名は聞いたことがありましたが、実際どんな病気なのか分からず、そんなに重大なことも受け止めていませんでした。いわゆる「心の病気」程度で、病名が何なのかは関係ないと思っていました。

しかし、それから夫は会社を休んでは、かかりつけ医から紹介された心療内科や、自分で調べた病院にあちこち診察に行くようになりました。

1日か2日休んでから会社に行くこともありましたが、統合失調症の症状だけでなく、混んだ電車やエレベーターに乗れなくなるパニック障害の症状や、うつ状態で落ち込むことも多かったようで、遅く出掛けたり早く帰ってきたり、とにかく安定して1週間勤務することが少なくなっていきました。

それでも当時勤めていた会社は大きな組織で理解があり、上司や産業医が面談の時間を設けてくれたり、仕事や勤務時間の配慮をしてもらったりしました。

今も夫がお世話になっている主治医は、いい先生だからと会社から紹介してもらった方

です。とても穏やかに話を聞いてくださる先生で、今では夫だけでなく私もたまにお話を聞きに行っています。

18年余り勤めた会社を退職

仕事を変えてもらったり、会社の組織改編で部署が変わったりするなかで、夫は休職を繰り返しながらも勤めていましたが、あるとき上司から、「復帰後も同じように欠勤が続くようだと困る。これがラストチャンスだと思ってほしい」といわば最後通告を突きつけられて、夫はいっそう強くプレッシャーを感じたようです。そして、そのような状況で今の会社に縛られるよりは、いっそ新しい仕事に就きたいと考えたのです。

私としては、その会社でラストチャンスに賭けてほしいと思いましたが、本人の気持ちは固く、私の意見はもちろん、親族や主治医のアドバイスも耳に入らないようでした。

夫は、18年間お世話になった会社を退職しました。

障がい者枠で職探し。就職するも、病状悪化、休職、退職

その後しばらくして、夫は生活のリズムを崩さないように就労移行支援事業所に通いながら、求職活動を始めました。

残業や混んだ電車通勤を避けること、収入面より、病気とつきあいながら少しでも長く働けるようにすることを優先して、一般枠ではなく障がい者枠で職探しをすることにしました。そして半年ほどして仕事が見つかり就職しましたが、1年くらいたつとまた体調が悪いと休みがちになり、その後病状が悪化して休職、退職、ということになり、それを何度か繰り返しました。

会社が変わると最初は心機一転前向きになって、「今の職場に移ってよかった」と言うのですが、しばらくすると職場の誰かの悪口を言うようになり、「職場の皆が自分のことを悪く言っている」「近所の人にも自分の病気のことなど情報が知れ渡っている」といったことを決まって言い出すのです。

主治医の話ではそうした被害妄想が強くなってくると病状が悪化している証拠とのことで、薬の量を増やしたりするのですが、結局、会社に行っても仕事にならないとの理由で休職する。これが決まったパターンでした。

薬のことで言えば、副作用の1つで喉が渇き、水を飲む量が異常なほど増えて、膀胱や腎臓が悪くなり入院したことがありました。神経が過敏にならないよう薬で症状を抑えなくてはいけない反面、自分で飲む水の量を制限することができずに、排尿時のトラブルもありました。

夫は本当に難しい病気を抱えているのだなと思いました。

「家族」だからこそ、夫の病気を受け入れることが難しく

私は専業主婦だったので、夫の休職、退職は、即、家計を圧迫することになります。なんとか仕事を続けてほしいというのは切なる願いで、夫にも「会社に行くだけでいいから」と仕事を続けるように励ましました。

病気を知ってからは関連の本を読んだり、講演会を聞きに行ったりして、病気のことを知ろう、そして一緒に治していこうと思っていました。家計をなんとかしなくてはと、いろいろとパートタイマーの仕事を増やしてみたりもしました。

しかし、仕事に学習会にと、がんばればがんばるほど、時間的にも体力的にも、私に余裕がなくなっていきました。

本などには医者は薬を処方できるが、よい状態を保つためには家族の力が大きいというようなことが書いてありました。そして「言動を批判したり責めたりせずに相手の状態を穏やかに見守ること、寄り添って応援団となるのがよい」みたいに書いてありました。

でも実際にはそれがなかなか難しく、休んでいる夫を見るたびに、「病気をもっているとと休めていいわね」と、ついきつい口調になってみたり、相手の態度にいらいらしたりすることも多く、優しく接することの難しさを痛感しました。

「家族なのだから」と言われるたびに、やりきれない思いや、なぜうちだけこうなのだろうかと夫を責めるような気持ちになったこともあります。

そして、そういう私の気持ちは次第に夫にも伝わっていったのでしょう。

夫は、問わず語りに、こんな言い訳じみたことを話すようになりました。

「病気なのだから休むことは仕方ないし、自分だって休みたくて休んでいるわけではない。君は僕の病気のつらさを理解しようともしないで、自分の主張ばかりしている」

夫のことばに一緒にがんばろうという気持ちはどんどん薄れていきました

私は、夫にそんなふうに言われるたびに、もどかしさが募って八方ふさがりのような気持ちになりました。病気のせいだからと思おうとしても、頭では理解できても、気持ち的に納得できないことも多かったのです。

そのころの夫の不可解な言動を列挙すれば、

・一度言ってもまた同じことを聞く
・会話を飲み込むテンポが遅い
・ピントがずれたことを言う
・いつどなってくるか分からない
・いきなりどなって言うことだけ言ったかと思うと、その後ころっと態度が変わる

などです。

そうしたことの、どこまでが病気の症状なのか、もともとの性格なのか判断できないことも多々ありました。

そうしているうちに、夫と一緒にがんばっていこうという気持ちは、どんどん薄れていきました。

仕事に復帰するたびに、私は「今度こそはがんばって働き続けてほしい」と期待しました。

しかし、しばらくすると「休職するかもしれない」という夫のことばによって、何度地面に突き落とされるような気持ちになったことかしれません。

同じことが繰り返されるたびに、またかという気持ちと諦めや無力感から、私自身も体の力が抜けたようになりました。

「せめて結婚前に病気のことを話してくれていれば」と思ったり、「結婚で仕事を辞めていなければ、パートより安定した収入を得られたのに」と思ったりしました。

夫には、郷里に帰って就職してはどうかと提案したこともありましたが、高齢の親に面倒をかけると言われ、それ以上は強く言えませんでした。

「妻としてひどい態度だ！」突然、義母からの責め立てる電話が！

夫が退職した直後で、また一日中家にいる生活になったころ、４年前のことです。

突然、義母から電話がかかってきて、私は激しい口調で責め立てられたのです。

「がんばっている夫に対して妻としてひどい態度だ」と。

何のことか意味が分からず頭が真っ白になりました。

どうやら、夫が家族の中で疎外されていると実家に伝え、それが義母の怒りの原因だったようです。

このことがあってから、私は体に力が入らなくなり、何もする気が起きなくて、すべてが面倒になっていきました。

テキパキと動けない、笑顔が作れない。

そしてとうとう心療内科を受診することになりました。

私は、うつ的症状緩和のために処方された薬を飲み、心療内科に併設されているカウンセリングを受け、少しでも体に力が入るようにと鍼灸にも通い始めました。

少しずつ症状はよくなりましたが、その後も義母は夫にたびたび電話をかけてきました。

夫が義母と電話で話している声が聞こえるだけで、また心臓がバクバクして力が抜けた感じになり、そのことが頭から離れなくなりました。

心身ともに本当につらい時期でした。

妻の立場はこんなにつらいのか。もう、やりきれない

義母からの電話の件が引き金となって、それまで夫に対して我慢してきたものがプッッと切れて、私の中のがんばろうという気持ちがなくなってしまったように思います。

またそれ以降、いつまた激しい態度でこちらに向かってくるかと思うと、夫に対しても義母に対しても怖さしか感じられなくなりました。もちろん、経済的な面で夫の両親が支援してくれることはありがたいと思っています。けれど、病気なのが子どもの場合と配偶者の場合では、こんなにも回りの気持ちや捉え方が違うのかと強く感じたできごとでした。

私としては、これまで我慢してやってきたことが、夫からも義母からも、「妻として支えてくれなかった」と責められたことは、ただやりきれないという気持ちしかありませんでした。

「出て行け、家政婦を雇った方がましだ」——そのころのメモ

そのころのメモです。

○夫と同じ空間にいるだけでも体が拒否反応を起こすようになって、ただ淡々と家事をこなすことに必死な毎日。

違う部屋にいても夫が家にいると何か心休まらないし、通院などで出掛けて1人になるとほっとして体の力が抜けそうになる。夫が家にいないのに風で扉の閉まる音にびくっとすることもあり、こちらの神経までおかしくなっているのではないかと思うこともある。

○みぞおちのあたりがつかえた感じで食欲もなく、食べると胃やおなかが痛くなったり、大きな声で話すエネルギーもなく、突然涙が出たり、すぐに横になりたくなったりという状態が続いているが、1人でいるより仕事に出た方が気が紛れるので、体力的にはきついがパートは休まずに行っている。

○そんな私に対して、どうして夫は、「胃が痛いの？」とか、私の具合の悪さと自分がまるで無関係のような態度で話してくるのか。それに、「こっちが気を遣って話しかけているのだからおまえも合わせろ」とか、「1人でいるのが好きな女なんて嫌いだ。もっと喜怒哀楽のある女性と幸せになりたい」とか、「女性は笑顔だけでいいのだ」などと、まともには聞けないような話をしてくることがある。

○夫は突然、どなってくることもある。こちらとしてはいつもと同じ態度なのに、「なに？なぜ今なの？」と思う。どなるきっかけが分からない。ただ私が仕事から帰ってきてやることがいっぱいのとき、こちらに余裕がないときに限って向かってくることが多いような気がしている。たぶん私に対する不満が爆発するのだろうが、1人で家にいると考えが凝り固まっているのだろう。決まって言われるのが、「出て行け、家政婦を雇った方がましだ」「フルで働け」ということば。

○よくないことかもしれないが、日ごろ私は必要なこと以外、夫とは話をしない。これは私なりの距離の取り方で、自分の精神状態を保つため。そして、ぶつかったときも私はすぐに別の部屋に行ってしまうので、夫としては収まらない気持ちをぶつける先がないのだろう。だいたいそういうときは、自分や私の実家に電話をして愚痴を言っているようだ。夫は電話で「自分は孤独で寂しい」と言うことがあると、私の母が話していたことがあった。その後、家族の中で疎外感を感じることについては、主治医が父親とはだいたいそういうものだと言ってくれたようで、夫も少し納得したようだ。

子どもとの関係――子どもが小さいころは3人で家族旅行もしました

次に、子どもとの関係について書いてみたいと思います。

子どもの幼稚園を決めるころ、夫は、初めて病気による半年間の休暇を取ることになりました。

不安だらけの私あてに、会社の健康保険組合の保健師さんが電話をくださって、1～2時間ほど夫に子どもと留守番を頼み、喫茶店で話をしました。とても救われた気分になったのを今でも覚えています。

子どもが小さいころは3人で家族旅行にも行ったこともありました。

しかし、一緒に出掛けても、夫は特急電車や飛行機には乗れません。大丈夫だからと乗った電車内で気分が悪くなって、座っている人に席を譲ってもらったこともありました。

子どもが小学4年生のとき、夫が急に体調が悪いからと予約していた旅行をキャンセルしたことがあり、それ以降はどこかに出掛けるときは、ほとんど私と子どもの2人で行くようになりました。

そのころ、病名は伝えませんでしたが、子どもにお父さんは病気で、混んだ電車に乗ると体調が悪くなると話したと思います。

何年かしてから息子は、「なぜうちはお父さんが一緒じゃないのかと不満に思っていたが、そのうちいなくてもそれが当たり前と思うようになった」と話していました。

中学受験「僕はこんなにがんばっているのにお父さんは!」

中学受験のため塾に通うようになってからの2年余りは大変でした。

自分はこんなにがんばっているのに、お父さんはなぜ家にばかりいるのかという子どもの態度に対し、夫は「好きで休んでいるのではない!」とどなることもありました。私に対しても「おまえが余計なことを子どもに話すから、子どもが反抗的な態度になるのだ、いい子に育たないのはおまえのせいだ」とどなることもたびたびでした。

夫は息子の志望校や成績には関心がありましたが、夜遅くまで子どもが勉強していても、そのそばで寝息をたてていることもしばしばでした。だから余計に、受験のことは私と息子の2人で抱え込むというようになっていったのかもしれません。

「受験は家族一丸となって乗り越えるものだ」と回りから聞くたびに、とてもつらく感じたものです。

息子には、勉強に集中する環境を整えてやれず、申し訳なかったと思っています。

息子は今、自分の置かれた状況を受け入れているようです

中学生になってからの息子は、夫と顔を合わせるだけで機嫌が悪くなって、それを私にぶつけてくるようになりました。

それでも私は、息子のいらいらする気持ちを黙って受け止め、あえて、反論したり諭したりすることはしませんでした。当時の私にできる精いっぱいのことでした。

今でも、夫と息子が、普通の父子関係とは違っていて、それが子どもの性格や考え方に影響を及ぼしているのではと思うと不安でいっぱいになります。

ただ、息子は、父子関係も含めて、意外と自分の置かれた状況を淡々と受け入れているようで、それが時には頼もしく、これからも息子は息子なりのスタンスでいてくれればいいと思っています。

病気になってよかったことなんて一度も考えたことがありませんでしたが

「家族が病気になってよかったことを挙げてみてください」

これは、以前、うつ患者の家族会に参加したときに聞かれた質問でした。

私自身は、夫の病気について、「夫が病気でなかったらよかったのに」とか、「なぜ病気になんかなったのだろう」とか、「どうしてうちだけこうなのだろう」などと否定的に思うことはあっても、病気になってよかったことなんて一度も考えたことがなかったので、全然思い浮かびませんでした。

それでも、どんな小さなことでもいいからぜひ挙げてみてくださいと言われ、「もし夫が病気でなかったら今と比べてどうだっただろうか」と考えてみました。

すると、いくつかのことが思い浮かびました。

まず、「車の運転はできないままだったろうな」と思ったし、それから「きっと他人の悩みをどこか他人事にしか聞けなかっただろうな」とも思いました。ささいなことですが。

そして、そう思うと、時には物事を反対から考えてみることも大事だということに気づきました。

今も時々、どうしようもない状況に陥って苦しくて仕方がないとき、この発想法を思い出してやってみることがあります。

1番大変だったこと。それは感情を共有できないこと

これまでのことを思い出しながら体験談を書いてきました。

大変なことばかりでしたが、中でも1番大変だったことは何だろうと考えてみました。

それは、結局、私自身が悩んでいることや困っていることを、夫と本音で話せないこと、感情を共有できないことだと思います。

もしかしたら、夫も私に対して同じことを思っているのかもしれません。

夫は、以前から、なんでも話せばいい、話さないと分からないと言います。しかし、これまでもうまく通じ合えなかったり、いつも話が平行線で終わってしまったりということばかりでした。本音で話すことによって、病状が悪くなって、夫の怒りやいらいらがこちらに向かってくることを恐れてしまうのです。

とは言っても、心の底ではいつも本音を吐き出せるところが欲しいと思っています。

そして、そうすることができない状態が長く続き、気持ちをため込んでしまったときは、エネルギー切れのような状態になってしまうのです。

仲間がいる、1人じゃないと思えることが心の支えに

今もこのような状態ですが、最近では少しずつ自分がどうしたいかを大切に考えようと思えるようになりました。

その理由の1つが、「配偶者の会」に参加するようになったことです。

今思うと初めてこの会に参加したころの私は、この先どうしたらいいのかという悩みは

あっても、考える気力もなく、体の力が抜けた状態でした。

でもこの会に参加するようになってから、同じ悩みを抱えているのは自分だけじゃないのだと思えて、気持ちが安定するようになりました。同じような境遇の方たちと困っていることを話せるので、本当に心強いと思っています。やはり仲間がいる、1人じゃないと思えることは大きな心の支えになると実感しています。

また自分の中での1つの気づきというか変化もありました。

それは夫の言動や態度を基準にするのではなく、「まず自分がどうしたいか、どう生きていきたいか」を考えようと思うようになったことです。今も、私の夫婦関係、家族関係は、解決したとはいえない状態です。夫には頼れない、私が倒れたら家のことは誰がやるのだろうと思うとそれがプレッシャーになることもあります。

でも本当のことを話せる場所が見つかって、そこでこれまでため込んだ気持ちを吐き出せるようになりました。

これからは、少しでも前向きな気持ちで生きられるようにがんばりたいと思っています。

3

暴言、暴力、浪費。
それでも別れたくない。
夫を見捨てるのはいけない
ことに思えました

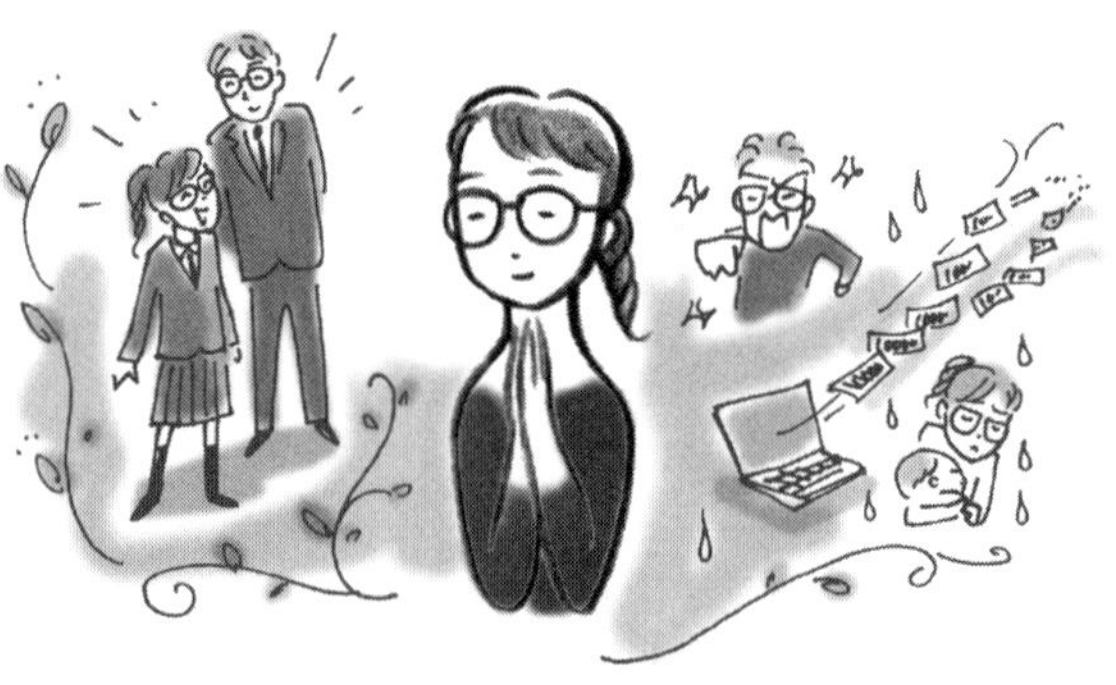

近國いるかさん

出会ったのは夫23歳、妻18歳のとき。同じ高校の先輩後輩だった。彼は複雑な家庭に育った妻の相談に乗ってくれる誠実な先輩。

7年後、2人は結婚する。そのころから「怒りっぽいな」。

夫の言動が気にかかった。

そんなある日、「自殺の危険性がある」。

体調を崩した夫が入院。

うつ病を発症していた。

義母からの心ない電話。夫からは「おまえのせいで病気になった」。

エスカレートしていく暴言、暴力、大金を使い果たすネットショッピング。数百万の貯金があっという間になくなっていった。

繰り返す入退院。逃げ場のない妻は、ついに大量の薬を飲み…。

そんななか誕生した子どもが切れかかった夫婦をつなぎ止める。

子どもに愛情を注ぐ夫と義父母。ともに夫の病気と向き合えるようになり状況が好転するかと思われたのもつかの間、今度は躁うつ病を発症する。

子どもにも発達障害が分かり…

複雑な家庭環境の悩みを聞いてくれた誠実な高校の先輩

夫は5学年上の高校の先輩で、私が高校卒業したてのころに、部活に遊びに行って知り合いました。

私の家庭環境は複雑でした。

母は統合失調症のような精神の病気を患っていて妄想がひどく、私がまだ小さいときから周囲とトラブルを起こしていました。父とのけんかがエスカレートし、そのたび、私は押し入れに逃げ込んでいました。

小学6年生のとき、私は子どものいない伯母夫婦の家に養子に入りました。

中学生のとき、養父から抱きつかれて、下着の中に手を入れられたことがショックで神経症になりました。

高校時代は養父母から、「大学に行かせるお金はない、役場か農協に勤めて婿養子をもらえ」と言われていました。そんないろいろな私の悩みを聞いてくれたのが今の夫で、私の境遇を理解し励ましてくれました。

誠実な夫の態度やことばは私に生きる力を与えてくれました。

結婚。その少し前から気になることが…

つきあって7年がたったころ、私たちは結婚しました。夫が30歳、私が25歳でした。結婚する少し前から、夫は少し怒りっぽくなっていました。結婚式の前、私がどうしても仕事で希望通りに休暇が取れなかったことがあり、それを伝えると夫は火がついたように怒り、式当日は新婚旅行の荷造りを全くして来ず、式のあと夜中に私が夫の分の荷造りもしました。ところが新幹線の中では、機嫌よくひっきりなしにしゃべり、空港に着くと今度は、私の搭乗手続きの手際が悪いと激怒されました。やたら調子がよい反面怒りっぽいのです。つきあっているときは優しくて理解のある人だったので、ちょっと気になりました。

結婚後は、2人とも仕事で遅くなることが多く、夫は夜の12時過ぎまで残業をすることもありました。

夫は休みの日は昼まで寝て、夕方から夜遅くまで買い物をしていました。夫のやり方に沿わなければ怒られ、行動を制限されることが多く、少しこちらから話をすると「おまえがちゃんとやらないからだめなんだ」「話が長い」などと叱られるので、なるべく話をしないようになっていきました。

半面、夫は自分の興味のあることに関しては何時間も精力的に話し、また、パソコンやゲームに没頭し、朝方の4時ごろまで起きていることもしばしばでした。

夫の入院。義母からのプレッシャー

結婚した翌年、夫には不眠や意欲低下、うつのような状態が見られるようになり、その翌年に知人からある大学病院の神経精神科を紹介してもらい受診します。

そこでうつ病と診断され、入院することになりました。

「自殺の危険性がある」

担当の医師から、そう説明され大きなショックを受けました。結婚してまだ2年。私には心のよりどころもなく、不安でいっぱいになりました。1日も早く治ってもらいたいと、仕事のあと毎日病院に通い、好物と洗濯物を届けました。

夫の職場へも行き、病状を説明するために、何度も頭を下げて回りました。

そんななか、特につらかったのは、夫の母親から頻繁に電話がかかってきたことです。

「信じられない、うちの子に限って。心配で眠ることができない。昔は立派な子どもだったのに」

「病気のことは絶対よそに話さないでちょうだい」

一方的な長電話に、疲れてもいたので私は泣きたい気持ちになりました。

まもなく私も精神的なバランスを失い、夫とは別の精神科に通院しカウンセリングを受け、安定剤や抗うつ薬を処方してもらうようになっていました。

入退院を繰り返し、「おまえのせいで病気になった」と夫から責められ

そのころ、私も周囲の人たちも、うつ病についての認識は「心のかぜで誰でもなる可能性がある」「うつ病の患者は励まさない」という程度で、みんな夫に対して腫れ物に触るように接していました。

退院のあと自宅療養をし、約半年間にわたり職場を病休した後に復職しましたが、その後、何度も調子を崩しました。療養をしても状態はあまりよくならず、回復が不十分なまま復職し、再び病休や入院をするパターンに陥っていました。

夜中に起きていることが多く、常に機嫌が悪く、ちょっとしたことで何時間も怒られるのでとても気を遣いました。

「おまえのせいで病気になった」「おまえの頭が腐ってる」と責められ、自分の頭がおかしいのだろうかと真剣に悩みました。時折言い合いになって、顔を殴られたり足で踏まれたりもしました。

一方、精力的に夜遅くまで電気店や中古ゲーム店を巡り、毎日明け方までテレビゲームをし続け、延々と何時間もコンピュータや自分の昔話をし続ける夫のようすに、本当にうつ病だろうかと疑問を持ちました。激怒した後ですぐテレビのお笑い番組を見てゲラゲラ笑ったりしている姿を見ると、不気味な気持ちにもなりました。

やがて夫は出会い系サイトにはまり、インターネットですごい勢いで買い物をするようになっていきました。

誰も助けてくれない。ふっと生きているのが嫌になり

夫は、抗うつ薬もいろいろなものを試しましたがよくならず、大学病院で「電気けいれん療法」（ＥＣＴ）をしましたが、「心と体がバラバラになる感じ。つらくて耐えられない」と3回ほどでやめました。

夫は時折私に暴力を振るったので、それについて相談すると、病院では「病気がそうさせている」と言われ、

夫の両親には「どこにも言わないで。男だから仕方がない。あなたが我慢すればいいんだ」と言われ、

養母には「あなたが好きで結婚したのだから我慢しなさい」と言われ、どんどん追い詰められていきました。

夫に何時間も責め立てられたある日、ふっと生きているのが嫌になり、自分が処方されている全部の薬をお酒で一気に胃に流し込みました。

目が覚めると、病院のベッドに寝ていました。退院して家に戻ると、夫には「なんてばかなことをしてくれたんだ」と烈火のごとく怒られ、床に押し倒されて足で何度も踏まれました。踏まれながら、もう生き返らなければよかったと思いました。夫の暴力はその後も続き、顔や体にアザを作り、友だちの家に逃げ込んだこともあります。

一方夫は、夜な夜なメールで知り合った女友だちに電話をしたり、知らない女性のところに会いに行ったりもしていました。

別れたくない。夫を見捨てるのはいけないこと

夫は、まるで「瞬間湯沸かし器」のように、突然ギラギラと怒りのオーラを発散させ、ちょっとしたことで説教され逆らえば殴られ踏まれました。でも、そうかと思うと異様に多弁になったり異様に親切になったりして、めまぐるしい感じでした。

友人には「別れた方がいい」と言われましたが、家庭の温かさを切望して結婚したので別れたくありませんでした。

また、私自身、精神疾患をもちながらも、私を育ててくれた実母に愛されたかったとい

う気持ちや、母を苦しめたこの病気に対する偏見が、世の中からなくなればいいと考えていたので、夫を見捨てるのはいけないことに思えました。

「共依存状態」だったのかもしれません。

病気が治り、元の優しい夫に戻ることをひたすら願っていました。

妊娠に大喜びの夫。一方で行動がどんどんエスカレートしていき

私が通院していた病院の主治医は、辛抱強く私のカウンセリングをしてくれ、自分を大切にすることを繰り返し私に伝えました。夫の病状は相変わらずでしたが、何年もかけて、私の気持ちは癒えていき、少しだけ前向きになっていきました。

前向きになったころ妊娠し、私はそのころ精神安定剤を処方されていましたが、主治医と相談し薬を中断し、通院も終結することになりました。

夫は妊娠を大変喜んでくれました。

しかしそのころ、夫はネットショッピングやオークションにはまっていました。

行動はエスカレートし、妊娠中に自転車10台、スピーカー40台、そのほか高価なアンプ

数台、掛け時計、おびただしい数のゲームソフト、パソコン周辺機器など、しかも同じものを何台も購入していました。毎日毎日、宅配便で荷物が届けられ、あっという間に家は段ボール箱で埋め尽くされ、部屋にも玄関にも、うずたかく積まれていきました。夫のメモ帳は細かい字でびっしりと欲しいもののリストで埋め尽くされていました。

妊娠中に夫はうつ状態となり、病休し自宅療養に入りました。

夫の機嫌を損ねるようなことは極力避け、自分の体調不良があっても言いませんでした。時折機嫌を損ね、殴られたりして、内心「妊婦を殴るなんて」と思っていました。

その反面、熱烈に大切にされ、布団をかけてくれたりおいしいものを食べに連れて行ってくれたりと、とても極端でした。

問題はありましたが、子どものことは楽しみにしてくれているようすでした。

子どもの誕生。「大丈夫だよ、きっと助かる」夫の励ましがうれしく

妊娠5～6カ月あたりから出血がみられたので医師に相談をしていましたが、25週に入ったとき大量の出血があり、切迫流産の恐れがあると救急車で病院に搬送されました。診察

の結果、帝王切開で出産になるだろうとのことで、新生児集中治療室（ＮＩＣＵ）設備のある別の病院へ救急搬送されました。

「子どもが無事でなかったらどうしよう」と心配する私に、夫は「大丈夫だよ。きっと助かる。おまえのことが大事だよ。がんばれ」と励まして手術室に送り出してくれました。

夫は手術室前でずっと待機し、出産後は「よくがんばった。赤ちゃんは無事だよ」と教えてくれました。翌日、夫の両親を連れてきてくれたり、赤ちゃんのようすを教えてくれたり、写真を撮ってくれたりしました。

子どもの誕生をみんなで喜んでくれているようすでした。

３カ月遅れで子ども退院。抱っこして喜ぶ夫

子どもは７５０グラムしかなくＮＩＣＵに入ったので、私は先に退院し、子どもの体重が１０００グラムを超えたころ、カンガルーケアを行うために夫と２人で病院に行きました。わが子を自分のおなかに乗せた夫はとてもうれしそうでした。たくさん写真を撮り、私の体調も気遣ってくれましたし、義母の批判からも私をかばってくれるようになりました。

2人で子どもの退院を楽しみにして過ごしました。

夫のインターネットでの買い物やオークションは相変わらず続き、家の中があふれかえる荷物で大変なことになっていましたが、子どもがハイハイするころまでにかたづけたら、なんとかなるだろうと考えていました。

3カ月が経過したころ退院して、わが家に待望の赤ちゃんがやってきました。夫はたいそう喜び、抱っこして膝の上に乗せ、時々ミルクを飲ませたりしてくれました。

外泊中に数百万円の貯金を使い果たし

子どもが6カ月になり、首が据わり笑顔を見せるとてもかわいい子どもになりました。そのころ夫はまた病状が悪化。入院することになり、子どもは離れるのが寂しいのかすごく泣きました。夫の面会には義父母に子どもを預けて行きました。病院に子どもを連れて行くのを反対されたからです。それでも内緒で面会に連れて行くと、夫は病状がつらいなか、元気を出して面会室にやってきて、子どもをとても愛おしそうに抱いていました。

その一方でインターネットでの買い物は勢いを増し、機嫌が悪くなって暴力を振るうようになり、数百万あった預金を使い果たしました。外泊許可で自宅へ戻ったときに嵐のようにインターネットで落札し、私は子どもをおんぶした状態で、1時間以上ATMから振り込みをしたこともありました。

初の別居。義父母とともに夫の病気と向き合えるように

子どもが2歳の誕生日を過ぎ保育園に通い始めたころ、夫の機嫌が悪くなり、顔を殴られ足で踏まれるということがありました。子どもを抱っこしていたときなので、さすがに別居することを決意し、アパートを借りて住みました。

私が家を出た翌週から夫は職場復帰しましたが、1人で生活できず大量に購入したものとごみに埋もれて暮らす姿が目に浮かび、1週間に一度、ようすを見に行きました。土曜の晩に自宅に行き、おかずを作って洗濯をして掃除機をかけて日曜の晩にアパートに戻りました。別居は10カ月に及びました。その間、夫の面倒をみていた義父母は家に戻った私に「よく戻ってきてくれた。うちの息子が迷惑をかけてます」と頭を下げてくれました。

このあたりから、義父母と一緒に夫の病気について話し合えるようになりました。

44回に及ぶECTで夫の記憶はバラバラに

子どもが3歳のとき、夫はいきなり高級車を購入しました。それからうつ状態となり5回目の入院。躁うつ病になっていました。

大学病院に約半年入院し、ECTを44回受けて、退院できたものの、夫は記憶を失っていました。

医師からは、「ECTの副作用による記憶障害で、時間とともに思い出してくるだろう」と説明を受けていたものの、自分の住んでいる町並みや店なども、まるで初めて見たかのようで、「記憶がバラバラになってしまった」と。記憶がなくなるということは、今まで積み上げてきた人生が失われてしまうようで、かわいそうな気持ちになりました。

ところが、自宅に戻り、自分が購入した商品の山を見たとたん、「なんでこれがここにあるんだ？」「欲しかったものばかりだ」「宝の山だ！」と言ったのです。

私たちのことも覚えていました。

その後復職しましたが思わしくなく、子どもが6歳のときに再び入院しました。

子どもの「特性」を理解できず、手をあげることも

そんなめまぐるしい日々の中で子どもは成長していきました。

子どもは不器用な面やこだわりの面があり、保育園の集団生活になじむことができませんでした。何をやらせてもひどく時間がかかり、〝鏡文字〟を書き、一方で独自の感性を持ち、自分が大好きなものにはとことんのめり込む子でした。保育園の先生から指摘を受け、医療機関で検査をしてもらうと「不注意」「動作に時間がかかる」「知能に問題はない」ということでした。

そのようなわが子に対して夫は、「ちゃんとやらないからできない」「分かっていてもやらない」「ずるいところがある」「殴ってでも言うことを聞かせなければならない」と言って、子どもの特性を理解できないようすでした。

できないことがあると子どもを叱責し、説教し、手をあげることもありました。一方で、子どもが気に入るようなものを買ってあげたりと、厳しさとかわいがり方が両極端でした。

子どもと2階に逃げ込んで警察を呼びました

夫はうつと躁の混合状態が長く続きました。ちょっとしたことで不機嫌になり、何を言っても許してもらえず、本人をなだめるために土下座することもありました。私は追い詰められていきました。

主治医に夫の暴力を相談したところ、「だんなさんが暴力を振るったときは警察を呼んでもいいですよ」と言われました。私は「えっ、警察を呼んでもいいんだ」と思いました。

それからしばらくして、また夫と言い合いになったとき、先生のことばを思い出し勇気を出して言いました。

「殴れるものなら殴ってみろ！」

すると夫は私をののしり、顔にペッペッとつばを吐きかけてきたので、子どもを連れて2階に逃げ込んで警察を呼びました。

パトカーが2台来て、夫を病院の夜間受診へ連れて行きました。そのとき警察の人に、「今日は家に戻らないほうがいいと思いますので、準備してください」と言われ、着替えと学校の教科書を準備して別の車で受診に同行しました。

本人は「けんかしていただけ」と答え、受診時は落ち着いていたので家に戻りましたが、私と子どもはそのまま実家へ避難し、数週間後、義父が仲裁に入り私たちは家に戻りました。このできごとを機に、その後はことばで攻撃されることはあっても、殴られたり踏まれたりすることは劇的に減りました。その数年後、義母は認知症になり亡くなりました。

抗うつ剤で躁になった夫は、行動がエスカレートしていき

そんなあるとき、夫は自分が通院していることを隠して別の病院で受診し、抗うつ剤を処方してもらったのです。それによって、「気分がよくなった。これで働くことができる」と喜んでいました。「今通っている病院は、自分のことを躁うつ病と言うが、自分はうつ病だ。苦しんでいるのに抗うつ薬を出してくれない」と言うのです。

私はそのことを主治医に伝えました。主治医は「抗うつ剤を飲んで躁状態になると社会的な信用を失うリスクが高まるので、お勧めしない。責任を取れないので病院を替わってください」と強く言われました。私は「どうかこのまま通院させてほしい」と懇願し、抗うつ剤も処方してもらうことになりました。

あまりよいことではなかったのかもしれません。

それでも、その薬を飲むことにより、今まで動けなかった夫が動けるようになり、「感じることも考えることもできず、食べ物の味さえもしない。生きているだけでつらい」と言っていた夫が、「多少考えられる。食べ物の味を感じる。人らしい感覚を取り戻した」と言うのです。そんなようすを見るとそれでもよかったのかなと思いました。

そして、浪費や暴言については目をつぶってうまく取り繕おうと考えました。


夫は復職を果たし、今度は外回りの多い部署へ異動となりました。このとき夫は張り切っており、やりがいもあるようすでした。

しかし、次第に毎晩あまり寝なくなり、猛烈に調べ物をしたり、毎月30万円近くもインターネットで注文したり、人をつかまえて何時間も話をしたりとエスカレートしていきました。

怒りに対しては、もめると長いので、逆らわないようになんでも言うことを聞いて切り抜けていました。それでも最終的には、買い物がうまくいかなかった時には、私を猛烈に責め立て、土下座させた上に頭を踏まれました。

入院、保護室に隔離。私もだめなことにはノーと言えるように

私も追い詰められてきたので、夫の受診に同行し医療保護入院にしてもらいました。このころ、「生きる喜びがある。これが本来の自分。つかの間神様が許してくれたんだと思う」などと言っていた夫を、強制的に入院させるのはかわいそうだと思いましたが、病院では、それまで処方されていた抗うつ剤を抜かれ、本人は納得がいかず病棟で興奮し、保護室に隔離されることになりました。

これがきっかけとなり、夫は「自分が躁だったというのは今回初めて分かった」と話し、ここからやっと主治医、夫、私、ソーシャルワーカーなど支援者とともに、もう1歩踏み込んだ話し合いができるようになっていったのです。退院に向けて自宅の荷物処分、買い物の方法、毎月の小遣いの限度額について話し合いをしました。

私は夫の浪費に目をつぶったり、理不尽な要求を飲んだりすることもなくなり、だめなことにノーと言えるようになっていきました。また体調が悪いようすをそのまま指摘できるようになりました。

このあたりから、夫と話が少しずつできるようになっていきました。

子どもの「発達障害」を理解することで、親子3人の関係は劇的によくなっていきました

子どもが小学5年生のとき、担任の先生から専門医に相談した方がいいのではないかと提案がありました。子どもは極端に動作に時間がかかり集団行動になじめず、学校の宿題を提出することができないため、他の児童生徒にどう説明してよいか分からないとのことでした。児童精神科を受診し、検査の結果「発達障害」と診断されました。

夫に本人の努力だけでは改善しようがないことを説明してもすぐには理解してもらえず、「本人がちゃんとやらないからできない。殴らなければ分からない」と言うので、子どもの受診のとき、3人で一緒に行くようにしました。すると夫も徐々に子どもの状態について理解するようになり、叱責したり追及したりしなくなりました。

親子3人の雰囲気は、劇的によくなり、夫は子どもの送り迎えをしたり、一緒に出掛けたり、楽しい話をしたり、いい感じになっていきました。

かつての「誠実な高校の先輩」の姿が現れてきた

現在の夫は大きく調子を崩すことはなくなりました。疲れやすく勤務先を休みがちで、過度に依存してくる傾向はありますが、怒りやすさや冗舌もなくなり、思いやりに満ち、買い物をしたくなれば相談をするようになりました。無理をしなくなり、調子が悪いと自己申告するようになりました。現在の薬も1番合っているように思います。何かあれば家族からも病院に相談でき、体調に合わせて細かく薬を調整してもらえるようになりました。

あの問題行動の数々は、まさに病気がさせていることだったと思えるのは、今落ち着いているからだと思います。トラブルの渦中にいるときは、とてもそのように考えることはできませんでした。

今は穏やかで優しく、明るくノリがよく、正直な本来の夫の姿が現れてきました。家族の絆や、かけがえのない毎日を取り戻しつつあると思います。

この病気は回りの理解と支援が必要です

病状がひどいときは、病気の勢いに本人も家族も巻き込まれて圧倒されていきます。そのため、本人や家族だけではどうにもならないことばかりです。

治療のために、また生活のために、たくさんの支援が必要だと思います。

しかし病気の実態や、本人・家族の生活について世間の人たちの理解はあまり無く、当事者が声を上げることが難しいと思います。

適切に医療につながるためにも、多くの人に実態を理解してもらいたいと願っています。

そして、今。

その後夫は、病休、休職しながら勤務し、平成29年より休職。職場復帰を目指し療養していましたが、令和2年4月1日付けで退職しました。

就労やデイケア等の利用はしていません。友人等との交流も無く、静かに、マイペースで自宅で過ごしています。

病状もまだ不安定で不眠が強く、寝たり起きたりしています。

私は高校を卒業した後、高齢者福祉の仕事をしていました。仕事、夫のこと、出産、子育てをしながら、通信課程で大学を卒業し、社会福祉士、精神保健福祉士の資格を取得しました。

今は、独立型社会福祉士として家計を支えています。

4

病気を抱え
副作用の強い薬を飲みつつ、
ギリギリまで働いてくれた
夫は、「同志」かもしれない

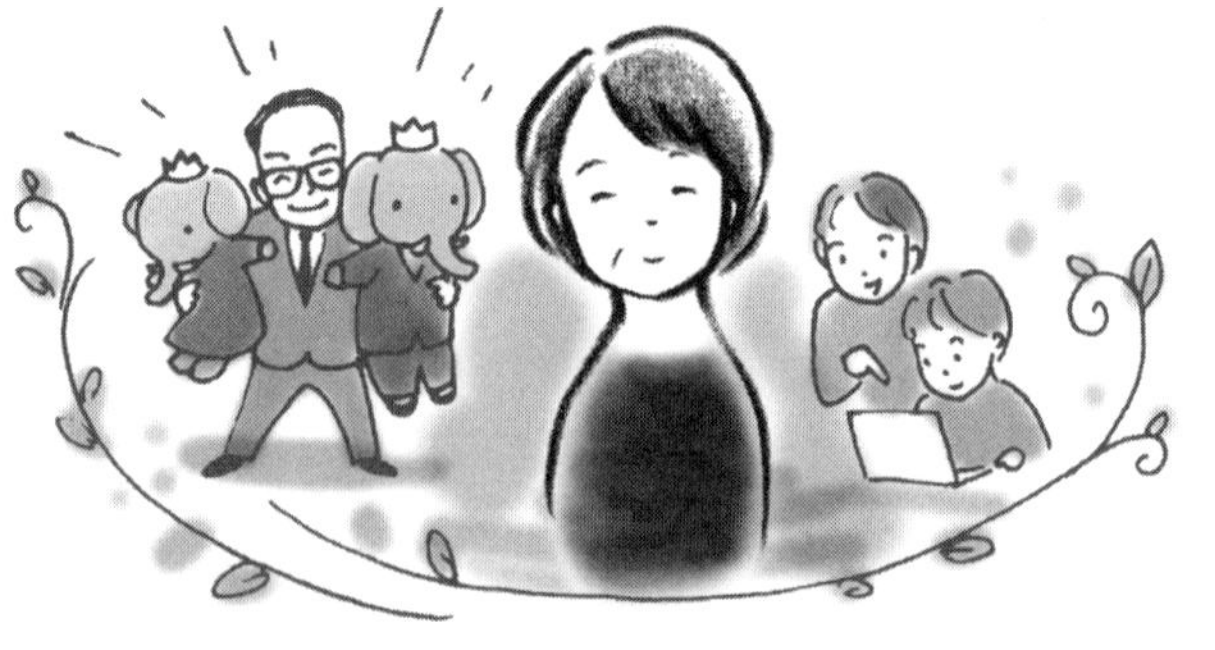

にき　あんなさん

夫は、会社員で海外営業の管理職として多忙を極めた47歳のとき双極性障害を発症。服薬しながらも多忙な仕事は変わらず、病状は悪化していった。「上がる」ときの多幸感が特徴で、怖いもの知らず。その姿は映画「ハルク」のようだった。

2年後、もはや薬で抑えることができなくなり、精神科の閉鎖病棟へ入院。退院後、復職するも、55歳で早期退職。

一方、長女は、3歳で指定難病のネフローゼを発症。6年生で再発。完治しその後、希望の大学に入学し就職が決まるも、今度はうつ病を発症。現在は、うつと向き合いながら事務職を続けている。

妻は、夫の「上がる」状態を注意深く見極めながら、一方で難病の子どもの看護や学校のこと、家のことを一手に担ってきた。

「今思い起こせば本当によく乗り越えられたと思います」と振り返る。今日を無事に生き、穏やかに、よく眠り過ごす。それが願いです、と話していたのだが…。

夫71歳、妻66歳、長女　34歳の3人家族。

（年齢は、2020年1月現在）

出会い、結婚、出産　ごく普通の家族でした

現在71歳の夫は5歳年上。旅先で出会いました。

話をすると生まれは同じ地元。小学校は違うものの、私立の中高一貫卒、私は女子校、彼は男子校。その男子校には男友だちもいたせいか親しみを感じ、話すと小学校の旅や行事なども同じ場所へ行っていました。

交際が始まり、1年半くらいで結婚しました。

同じ地元、父の仕事が研究系、母は専業主婦と環境も似ていました。

団塊の世代の夫はインフラ系メーカー営業職で、帰宅が遅く、社宅で私はアルバイトをしつつの新婚生活でした。

夫は感情に少々波があり、けんかもして、それがあまりひどくなると、私は友人の家に泊まったこともありましたが、仕事は真面目で大きな不満にもならず、こういう性格なのだと思っていました。

やがて妊娠。私はとてもうれしかったのですが、夫は妊娠を告げても大きな関心は示し

ませんでした。とにかく仕事が多忙でした。

1985年、32歳に近い夏、3950グラムの女児を出産し産後も順調でした。

夫は子どもが生まれても、とにかく仕事一筋、深夜まで働いていました。

とはいえ、30代後半での初の子どもだったのでかわいがってくれました。

車で遠くの公園、プール、TDLなどへ。1歳ごろからは車でいろいろなところへ旅をしました。

ごく普通の家族でした。

娘の緊急入院　難病を発症

「Nちゃん、かなり太ったね」

娘がまもなく4歳というときの6月のことです。

いつものように公園でお友だちと一緒に子どもを遊ばせていました。

するとママ友の1人が、何気なくそう話したのです。

「そうかしら? そういえば、なんだかかむくんでいるような感じがするけど」

食欲もあり、スイミングにも元気で通っていましたので、それほどは心配はしていませんでしたが、念のために翌日、近くの内科へ行くことにしました。

「すぐに大きな病院へ行ってください。ここでは診られません」

診断結果は腎臓病でした。

帰宅するなり、医師をしている夫の兄夫婦に相談し、小児医療専門の国立小児病院（現在は国立成育医療研究センター）へ、娘を乗せて車を走らせました。

腎臓専門医は娘を一目みるなり、

「ネフローゼです。すぐに入院です。ベッドを空けます」

と言い、

「長い入院になる。すぐに治療を開始しないと、肺に水がたまっているので危険な状態です」

と。娘はすでにストレッチャーに乗せられていました。

ネフローゼは指定難病です。突然のことで気が動転し、手が震え、入院手続き書類に電話番号が書けないほどでした。

「どうしよう…」

ことばを絞り出すようにして夫に連絡をすると、夫も病院へ行くと言います。

この日も夫は仕事に戻っていきました

夕方、病院に戻ると、すでに治療が始まっていました。

面会時間はすぐに過ぎ、待合室で夫といると、夫がそれほど大きなことと感じていないようすに私はいらだちました。

そして、この日も仕事へと戻っていきました。

4歳にもなっていない幼い娘の入院は、ここから2カ月の長期に及びました。

入院期間中も、夫はさほど深刻に考えているようには見えず、変わらず真面目に仕事をしていました。

当時、面会は週3日、1日4時間程度でした。

看護師さんからは、娘のようすを、「治療もつらく、ママにも会えなかったから、初めは泣いていましたが、つらい治療も我慢したので、薬がとてもよく効きお医者様も驚くほど順調に回復し、元気になりましたよ」と聞きました。

看護師さんにかわいがってもらって病院が大好きになり、帰るときは入院したときと同じように大泣きをしました。

「これからが大変です。完治ではないので、定期血液検査、蓄尿、日々の検尿など、お母さんががんばってください」

と医師から言われました。原因不明のこの病は対症療法しかなく、長い検査が必要であると後で勉強しました。インターネットがない時代でしたので、書店で医学書を読んで学びました。

その後、月1～2回、検査などで1日がかりの通院が小6まで続きました。

夫の父の急逝。遺産相続問題をきっかけに夫は

夫の父は歯科医でした。兄夫婦と二世帯同居しており、80歳代で元気でしたが、ある朝突然、体調が悪化。父は1人で近くの主治医のところへ行くも、すぐ大病院へ。しかし数時間後に亡くなりました。特に持病もなく、急逝でした。

夫は父の死にショックを受けていました。

しかし、それ以上に、その後の相続問題が大変でした。それがきっかけとなり、夫は変わってしまうのです。

父の遺言は、両親と同じ敷地内で開業医をしている兄夫婦にかなり有利で、夫はこれに不満を持ちました。

「自分はあまり遺産をもらえない」

夫は落ち込みました。

初診のころの夫のようす（メモより）

初診のころにつけていたメモから、夫の態度で気が付いたことを書き出してみます。

・買い物好きになる。通販雑誌に大きな丸をつける。知らない人と話す。急に何かをすることが多い。小説を書く。
・大きな紙に太いマジックペンで、絵やグラフで自分の気持ちを描く。
・パジャマを着ないでオーデコロンをつけて寝る。
・日に3回お風呂に入る。
・炭酸飲料が好きで、薬で喉が渇くせいか、コーラなど、水を含め日に4リットルは飲む。
・寒くないのに暖房をつける。
・夜中にトイレ掃除をしている。
・徒歩1分のクリーニング店に車で行く。
・じゃがいもを生で食べる。
・ベッドでの寝る向きが反対。
・好きな歌を聴いていると少し落ち着く。
・会社を早退して箱根温泉へ行き、行方不明だったこともある。
・遺産相続はまだ終わってないと何回も言う（終わっていた）。
・「上がる」と10分とじっとしていられない状態がある。

多動多弁、目つきも険しく。そして、初めての精神科受診

父の遺産問題で落ち込んでいた夫は、相続に関し、いろいろ調べ始めました。そして、あの土地を売れば分けられるなど、多動多弁になり、次第に感情も不安定で目つきも険しく印象が変わっていきました。

96年3月半ば、夫は初めて精神科で診療を受けました。

父親の急逝と、それに伴う相続の問題で落ち込んでいたのが理由の1つだったとは思いますが、当時の記録がないので明確な理由は分かりません。

以前から希望を出していた海外営業への異動が決まり、興奮していたことも大きかったのかもしれません。

夫の親族は、父、甥、姉に精神疾患があり、次は自分の番という気持ちがあったのかもしれません。

初診は医師をしている兄夫婦の紹介で、大学時代の同期医師がいるという都心の大学病

院に行きました。

私も一緒に行きました。夫は特に嫌がるようすもありませんでした。

診察内容は、私には、分からないことだらけでしたが、診察を受け、「おそらく、双極性障害」と診断されました。

このあとも、月1~2回くらいの受診で、薬を調整していましたが、それほど効いた感じはしませんでした。

初診後は、海外出張もあり、イラン、トルコ、中国のかなり奥地などへも会社の方と共に行きました。

このころは管理職になり法人営業をしていたのですが、会社へは黒いサングラスをして行き、他の社員の注目の的になっていたようです。

派手な服を着た大きなババールのぬいぐるみを抱えて

このころ、忘れられないできごとがあります。

1996年のある夜のことだったと思います。夫が派手なピンクとグリーンの服を着た大きなババールのぬいぐるみ、親子2体を両手に抱えて帰宅したのです。

驚く私に、「これNちゃんに」と。

めったに娘におみやげを買ってこない夫が、職場の近くで買ったと言うのです。

「あれえ、珍しい」

私がそう言うと、夫はうれしそうな顔でほほ笑みました。

そのときの玄関での光景は、今でも脳裏に焼きついています。

「静か」そして「上がる」を繰り返し

夫は、ほぼ、うつがない、あっても少し落ち込み、無口になり静かになる症状の躁うつでした。「上がる」と多幸感が強くなり、なんでもできると思い、空も飛べる気持ちになるようです。1回、高い所へ登り、落ちそうになったこともありました。

「静か」そして「上がる」。

40〜50歳代のとき、「上がる」が年3、4回はあり、治まると、すぐにまた「上がる」の繰り返しでした。

自分の部屋を整理し、何も考えず、捨ててしまうという行為も上がっている印です。電話をかけまくる、多弁、多動、ヘアスタイル変更、派手な服装をするなど、「上がり」のときの行動をどう抑えるかが重要でした。

また、だんだんと眠りが浅くなり、眠剤を飲んでも効かず、ほとんど寝ない夜もよくありました。

毎年、年末年始は、ほぼ気分が上がり、令和への移行時も少し上がりました。オリンピックは要注意イベントです。

うつにならないので、家庭内は暗くはなく、面白い、楽しい会話や笑いもあります。「心が清いから〜」「知識がありすぎる〜」などのことばで私や娘を笑わせました。なんでも分かる、知っているからなんでも聞いて、ということばが決まり文句でした。家族に暴言を吐くこともなく、私にたまに少し強い口調で言うくらいで、危害を感じることはありませんでした。

次第に病気のことが分かるようになると、躁うつでも人によりさまざまな症状があると知りました。

これは後に分かることですが、夫は、ほんの小さなことでも変化に弱く、自己防衛するために気持ちを上げるというタイプだったようです。

強い薬も効かず病状はますます悪化。薬は何十種類にも増えていきました。当時、夫の姿はまるで映画「ハルク」のようでした

「静か」そして「上がる」を繰り返すうち、次第に強めの抗精神病薬が処方されるようになっていきました。

朝飲むと足が重く感じるようで、夫は「まるで鉛の靴を履いているようだ」と命名。飲みたくないと言いますが、なんとか飲んでもらいました。それでも飲まないときもありました。

次第に病状が悪化していきます。

会社でのようすは分かりませんが、家では、日々対応に追われました。

嫌がる薬を忘れず飲ませること、早めに「上がり」に気が付けるよう常に注意して見ていること。

夫は、夜も2～3時間しか寝ないことが多くなり、腎臓病の娘に影響が出ないように気を遣いました。ただ、夫は自身の症状が悪化しても、娘に対してはできるだけ優しくしていました。

「上がる」と早朝起床し、会社の近くのシティーホテルに行き、朝食を取り、ペリエを飲み、読めない仏語新聞を買い、英語は少しできるので、知らない外国人に話しかける。そんなようすを得意げに話してくれました。クレジットカードを持っていたので、使い放題になっていたのです。平日にホテルで食べて、それだけで週2万円以上使っていました。必要のない細かい買い物は数限りなくしました。文具、箱類、サングラス、娘へのかわいい置物、高級ブランドの派手な柄のネクタイ、CD、火かき棒、たばこ入れ、ライター、ネックレス、指輪、服、読みもしない高い洋書など。金色、キラキラとした派手なものが好きでした。

どれほどお金を使ったことでしょう。

ある日カード会社から電話があり、その額が食事程度ではなかったので、それ以来、カードは持たさないようにしました。借金はしていなかったのがせめてもの救いでした。

強い薬にも、だんだんと慣れてきて、「鉛の靴」を飲んでも平気になり、薬の量を増やしても波は治らず、「普通」「上がり」の繰り返し。薬は何十種類にも増えていきました。飲酒は適度でしたが、がぶがぶ飲めるようになり、怖いもの知らずでした。

そのころの姿は映画「ハルク」のようでした。

娘の緊急再入院

娘が6年生のときのことです。

3歳の終わりに発病したネフローゼも、その後は大きな病気をすることもなく、もう完治へ向かっているものと思っていました。

ところが、中学受験を控えた7月、吐き気がする、体調がおかしいと言い出したのです。

4年生のときに発症した夫の病状も、このころは少し落ち着いてきたということもあって、娘のことも油断していました。検尿を2カ月間ぐらいしていなかったのです。慌てて検尿すると、テープが青、ひどいたんぱく尿で緊急入院でした。

幼児のころとは違い体も大きくなっているので、ステロイド療法も投与が大量のため、副作用で髪の毛も抜け落ちていきました。夫はといえば、娘の再入院もそれほど大きな問題とは考えていないようで、「治るよ」と食事をもりもり食べていました。

幸いにも、3歳のときと同じく薬がよく効き、2カ月で退院できましたが、薬の副作用によるものなのか、うつのような症状が出て、これは小学校を卒業する翌春まで続きました。

マンションから1戸建てへ

当時、私たちは20世帯くらいのマンションに住んでいました。

夫は、夜中に起きてそのまま外出することもあります。また、二十歳のころから日に2箱ものヘビースモーカーなので、部屋には常に消火器、水を入れたバケツを置いているような状況でした。

夫と腎臓が悪い娘の生活空間は、どうしても分けたいという思いと、同じマンションの他の世帯に迷惑をかけるわけにはいかないという思いがありました。

娘の中学受験が終わる2月に、私たちは1戸建てに引っ越すことにしました。

引っ越し先は、3階建ての一軒家。夫の部屋は1階、喫煙も1階だけ。私と娘は3階の部屋。夫も了承し、家探しから契約まで、すべて私がしました。

引っ越しを前に、夫がまた大きな買い物をします。デパートの家具売り場で、必要のない家具を4つ、総額100万以上です。1戸建てへの引っ越しが決まっていたので、気持ちがそちらへ行ったのでしょうか。

デパートに電話をして謝り、病気の症状を説明し、2つは引き取ってもらいました。

引っ越しで急変する夫

「こんな人とこれからも暮らせるのか」突き刺さる母のことば

いよいよ引っ越し当日。

荷物も多く、1日がかり。ほっとして、あとはかたづければ一段落です。

そのときです。夫のようすが急激に悪化したのです。

じっとしていない、何かをたたく、言っても聞かなくなる。

近くへふらふらと出て行くかと思えば、家で何かごそごそしている。引っ越しのかたづけどころではありません。

引っ越しには、実家の母にも手伝いに来てもらいましたが、夫のようすにあきれ果て、「こんな人とこれからも暮らせるのか」と、私と娘がいる前できつく言われました。母のことばは心に突き刺さり、今も引きずっています。

夫はというと、意味もなく車庫の柱をたたいています。薬を服用しても全く寝ません。初めての土地で、近所の目もあるので医師の兄夫婦に電話をしました。

閉鎖病棟への入院

兄夫婦からは入院は閉鎖病棟になるがいいか？と聞かれましたが、この状態では日々の生活ができませんし、娘も中学の準備があり、ほかに頼る人もいないので了解し、通院中の大学病院で空きがあった個室に任意入院しました。

よく入院は嫌がると聞きますが、夫はまるで旅に行くかのようなようすで、タクシーも普通に乗り、何も現実が分かっていないような表情でした。

2カ月に及ぶ閉鎖病棟での入院は、人生初の体験で驚きばかりでした。

医師も病棟と外来とは違うので、新しい若い医師3人くらいが担当になり、これまでの経過をお話ししました。夫はそこでも大きな動揺もなく、「個室なのでホテルみたい」と言っていました。

閉鎖病棟は外からは分からない建物で、中に入ると暗めで部屋の入り口には鍵がかかっています。看護師さんが鍵の束を持って各部屋を回ります。

買い物などは面会のときにできて、面会者がいない人は病院にお金を預け買ってきてもらうシステムでした。各自、お小遣い帳を渡されていました。

面会。夫はすっかり弱々しくなっていました

夫は、「上がり」が高いので、強い安定剤を投与され一時、拘束されていました。かわいそうに思いましたが、私は気をしっかり持ち、娘の入学準備や家のかたづけをこなしていきました。

面会に行くと、薬が強いせいか寝ていることが多く、昼夜逆転している感じでした。これではよくないと思い、できるだけ毎日行くようにしました

3月半ばには興奮状態も収まり、ぼんやりとした姿で私を待っていることもありました。短時間の外出許可が出て、近くのお店でお茶を飲み散歩をしました。この先のことが見えずつらい時期でした。

そんななか、会社の上司は「復帰を待っていますから」と、手当金など少しでも多くもらえるように取り計らってくださいました。

夫は4月に2人部屋に移りましたが、足腰が弱り筋力が低下し、歩くのもやっとのときもありました。興奮状態は収まったのですが、すっかり弱々しくなり、躁状態を抜け、やや うつ気味でした。

ぼんやりし体も弱り、静かに弱々しくなりましたが、あのときの錯乱状態を思えば、これでよかったのかなとも思いました。

学校は楽しくない。毎朝、吐き気がする。娘の告白

入院中に一度、娘も面会へ連れて行き、病院の外でお茶を飲んだことがありました。

しかし、面会はやめておけばよかったと今は思っています。病室には入れなかったもの

の、12歳の娘にはショックだったのではないかと後で感じました。

私立中学へ入学した娘は、父が閉鎖病棟入院という現実を持ちながら、慣れない学校で過ごしていました。夜、話したいことがあると言うので、聞くと、

「学校は楽しくない。朝、吐き気がする」

と言うのです。

すぐに担任に相談しましたが、よい答えはなく困りました。

夫のことも影響があると感じ、早く退院のめどが立てばよいと考えました。

閉鎖病棟を退院。わが家へ

そのころ、夫はようやく外泊の許可も出て、1泊から慣らしていきました。新しい家なので、洗面所で失禁をするなどの失敗はありましたが、思ったより落ち着いた時間を過ごすことができました。

4回ぐらい家で1~2泊し、落ち着いていたので、そろそろ退院しても自宅で介護でき

そうだと思い、医師に相談するとまだ早いと言います。

娘のこともありましたし、早く出したい気持ちを何回も何回も伝え、ようやく許可が下りて退院することができました。入院は2カ月に及びました。

半年の間に、娘の再入院、家の売買、引っ越し、夫の閉鎖病棟入院と、人生で1番動いたときです。

今思い起こせば、40代の当時、本当によく乗り越えられたと思います。

退院後、2カ月以内に復職。新しい医師と二人三脚で病状安定

退院後は、新しい家に慣れること、足腰を鍛えることなどが大事です。夫は自分から、筋力をつけるために地元のプールへ通い出しました。

職場復帰は、退院から2カ月以内でできたと思います。私が思っていたよりは意外と早く、時短勤務から復帰しました。

営業は無理なので、産業医とも相談し事務職になりました。

退院からは禁酒をし、家でも現在まで全く飲酒していません。喫煙は相変わらずですが、

喫煙は安定効果もあるので、仕方がないと思っています。

退院後、復職するも1年以内に、1カ月ぐらいずつ2回、休職をしました。ひどくはなかったのですが、「上がり」気味なので用心のため、産業医から休んだ方がいいと言われたのもあります。

処方されている薬もまだ合わないと私は思い、大学病院の通院は予約でも待たされることが多かったので、いろいろ調べ、なるべく家から近い精神科を探しました。まだパソコンは所持していない時期、とにかく近い所で探し、運よく隣駅にベテラン医師が大学病院を辞め開業を始めていて、そこへ決めました。静かなマンションの1室でした。先生に処方していただいた薬を飲み、夫は久しぶりにぐっすりと眠ることができました。

その医師には20年間、1回も休まず規則正しく通院しました。感謝でいっぱいです。

それでも年、3〜4回は「上がる」ことがあり、そのたびに薬を飲み、抑えることの繰り返しが続き、会社では管理職を解かれました。家では、もう大きな騒ぎはなくなり、波はあってもある程度安定はしていました。私も危ない兆候に早く気が付くようになり、的確な処方をしてもらえるようになりました。

転院して正解でした。

「なんとか娘が高校を卒業するまで退職を伸ばしてください」と懇願

夫が55歳の秋に、人事から「希望退職を募っている。病気があるので応募してほしい」と言われました。

夫は初め拒否したようです。

私は動揺しました。

病気の詳しい経過や、娘はまだ高校生であることなど、細かい状況を手紙に書き人事あてに送りました。

人事部長は驚いたようで、「奥様にお話ししたい」と言われ、私が会社で4人の方とお会いしました。早期退職の方が割り増し退職金も出るので得であること、夫は現在勤務できる状況ではないことなど、強く言われましたが、「なんとか娘が高校を卒業するまで伸ばしてください」と懇願し、卒業する3月まで勤務できることになりました。

こうして、夫は32年間勤めた会社を55歳と半年で退職しました。

状況を理解してくれた会社と、発病後も長く勤務してくれた夫に心から感謝しました。

そして私も、50歳になるころ、近所でパートを探し働き始めました。

退職　障害年金受給

夫は退職後、すぐに会社があっせんしてくれた人材派遣会社の担当の方に事情を話し、具体的にどこかに就職できないか探しましたが、病気を隠してなので、なかなか仕事は見つかりません。

ようやく1つ法人会に決まり、週3日短時間で外回りを3年しましたが、その後、法人会が閉じることになり辞めました。夫は59歳ぐらいまで仕事をしていましたが、以後はしていません。

法人会を退職後、障害年金を申請しようと医師に相談しました。書類はこれまでの記録を見ながら時間をかけて私が書きました。結果、2級が通り大変助かりました。

娘が就活うつに

中学生になったころ、不登校になりかけた娘でしたが、元気に高校へ通い、腎臓もほぼ完治していました。大学も第1志望に合格し皆で大喜びしました。

娘は大学生活を楽しんでいたのですが、3年からの就活が思ったより大変だったようで、疲れて泣いていることもありました。就職氷河期というほどではなかったのですが、ゆるいという時期でもなく、私は夫のこともあるので、娘には小さい会社でも正社員になることだけを言い、サポートしました。

4月末にメーカーに内定が出ました。これで終わったと初めは喜んでいましたが、喜びもつかの間、娘はだんだんと気力が落ち、やる気がなくなり、大学へもやっと行けるような状態になってしまいました。

早く治療をしないと卒業もできず、内定も取り消しになってしまいます。8月、娘は嫌がりましたが、夫とは違う精神科を受診。結果は「うつ病のようです」というものでした。

不安は常に頭にありましたがショックでした。しかし、薬を飲み始め、だんだんと効き、夏休み後もなんとか通学し、長い卒論も提出。

2月、卒業ができることをネットで知ったときは涙が出ました。

薬でうつ症状は消え、卒業旅行も友人とヨーロッパへ行き楽しむことができたようです。

娘の就職。うつと向き合いながら

娘は4月に入社。営業職になりましたが、薬を飲みつつの初めての仕事で秋にダウンしました。ギリギリまで我慢していたようです。駅でよく嘔吐したと後で聞きました。

1回目の休職は1年間。薬をやめて復帰しました。部署が変わり仕事は楽になったようですが、薬を飲んでいないので、また悪化し2回目の休職。

もう仕事は無理かと思っていたら、1年半で奇跡のように再復帰でき、服薬はまだ続いています。

今は30代の娘のことが1番心配です。

私たち家族を支えてくれた人たち

この原稿は、精神疾患の配偶者関連が紹介されていた新聞記事を読み、「配偶者の会」に参加したことがきっかけです。

会には4回ぐらい参加しました。多くの妻や夫の立場の配偶者の方の経験を聞くことができて参考になりました。

私の場合は、身近な家族、実母から「こんな人とこれからも暮らせるのか」ときついことばを投げかけられ、娘のうつ発病までも、「甘やかしているからだ」などと言われ、精神疾患への偏見もあるので、親を全く頼りにしていません。

夫の姉（姉の夫は医師）が初めから弟を心配し、長年少しの現金と夫が好物だったものを送ってくれています。姉も10代から疾患があり、結婚後、医師の夫が気づき精神科を受診しています。

夫の兄夫婦は医師です。相続でもめたので疎遠でしたが、2年前に私が夫のようすを詳しく書いて手紙を送りましたら、「長年弟を見てくれて、ありがとう」とハガキが来ました。やっと少し分かってもらえた気もします。

私の話を聞いてくれる50年来の友人が2人います。

ほかの友人には病気のことは話せません。

娘も夫のようすを、「パパ、今夜の会話、おかしいよ」など気が付くようになり、助けとなっています。

精神科医でもある私の友人は、受診はしていませんが、夫が発病したときから、私が症状を書いて送り、いろいろサポートしてくれました。

これから――私が先に死んだ場合のこと

長い年月がたちました。これまで離婚も考えましたが、娘の腎臓病のこともあり、娘が父を好きだったこと、夫は暴言などもなかったことで暮らしてこられました。

山ほどの思いがありますが、病気を抱え副作用の強い薬を飲みつつ、ギリギリまで働いてくれた夫には、同志の気持ちとでもいいましょうか、とても感謝しています。うつがほぼないので、暗く寝込むこともなく通勤できたことも大きいです。

東日本大震災後は、夫、娘ともに変化に弱いので、薬なども金庫、部屋などに置き、いつでも出せるよう備えています。

もし私が先に死んだ場合のことはノートに細かく書き、年１、２回は見直しています。うつ病の娘が躁うつの父を１人で見るのはとても大変です。

夫はハルクのような力、エネルギーあふれるときから、体重も10キロ落ち、70歳。すっかり老人になりました。薬の影響でしょうか、足も弱く歩くのもとても遅いです。ベッド、階段からの転落も何回かあります。

筋力がないので、この10年、力仕事は私がしています。

飲料が大好きなので、トイレが近く、もう3年くらいオムツをしています。失禁も多くトイレ、部屋など、すべて汚れても気にしません。一般の介護申請を考えるときも近いと思いますが、変化が苦手なので他人の介護などで、また悪化する恐れもあるので、できる限り私がと思っています。娘も体調がいいときは助けてくれます。

1番つらいのは旅へ行けないことです。もう6年間、旅をしていません。

娘も疲れるので行きたがりませんが、昨年秋、娘はリフレッシュ休暇が取れ、やっと日帰りで静岡まで行きました。娘と行く久しぶりの遠出でした。

夜、帰宅したら夫は頭をどこかにぶつけたのか、額にけがをして血を拭うこともせず、「おかえり」と言って迎えてくれました。

血が出ていても気にしない人。

夫１人だけでの、長時間在宅も心配なので、のんびりできる時間は少ないです。
今日を無事に生き、穏やかに、よく眠り過ごす。それが願いです。

躁うつ病患者を描いた映画

『心のままに』１９９３年のアメリカ映画
『世界にひとつのプレイブック』２０１２年、アメリカ映画
夫は、『心のままに』の主人公の行動に近いです。

そして、今。

この手記を書き、1年もたたない2020年2月、夫は急逝しました。
前夜まで元気で食欲もありテレビを見て、いつものように夜11時前に就寝。
翌朝、起きてこないので1階の部屋へ行くと、すでに亡くなっていました。
71歳4カ月、死因は動脈瘤破裂。生涯で1番驚いた朝でした。

夫は退職後、パートを経て約10年間、ほぼ在宅で、テレビ（BSのトルコドラマが大好き）・映画鑑賞、読書、幻想小説書き、散歩などをして遠くへは行かずに過ごしました。規則正しい生活をして、通院は休まず、薬もしっかり飲んでいました。

知り合って約50年、夫婦の25年に及ぶ躁うつとの闘いが、死というカタチで突然幕が下りてしまいました。

さっと消えてしまった夫。

この家のどこかで、ひっそりゴーストになり、見ていてくれればと祈りながら過ごしています。

第3章

考察

まとめ

精神疾患を患う夫の妻が体験したことと、必要な支援について

蔭山正子

これまで4名の方の体験談と7名の方の座談会を読んでいただきました。

体験談1人目のはなさんは、うつ病を患うご主人と2歳のお子さんがいます。2人で泣くことで前に進んだこと、カウンセリング、配偶者会、実母の支えがあり、夫をまるごと受け入れるようにご自身が変わり、ご主人も変わっていかれました。「再発しても、そのときは無理しないで、会社を辞めてもいいからね」と言ったときのご主人の笑顔が忘れら

れないというところで、ご主人がどんなに救われただろうと思うと、涙がこみあげました。

２人目の小森めぐみさんは、統合失調症を患うご主人と高校生の息子さんと暮らしています。

彼女には何度も配偶者会でお会いしていますが、温かみのあるすてきな女性です。被害妄想で職場を転々とするご主人に病状なのか性格なのか分からずとまどいながら対応されていましたが、義母から叱責されて「プッツ」と切れたお話にはとてもつらくなりました。

夫が病気になってよい面もあったことに目を向けられていることも印象的でした。

３人目の近國いるかさんは、双極性障害を患うご主人と発達障害のあるお子さんと暮らしています。

結婚前にご主人は、近國さんの悩みを誠実に聞き、生きる力を与えてくれた優しい人でした。そのご主人が双極性障害を発病し、浪費や暴言などの問題行動を起こします。

やがて病状が安定すると、本来の思いやりに満ちたご主人に戻った話に、病気の影響力の大きさを感じさせられました。

４人目のにき　あんなさんは、双極性障害を患うご主人とネフローゼ症候群を患う娘さんと暮らしています。

配偶者会であいさつする程度ですが、凛とした女性という印象です。ご主人は、躁状態になって入院することもありましたが、娘さんが高校を卒業するまで勤め上げられました。ご主人と50年間にわたってさまざまなできごとを乗り越えてきたお話に、夫婦のありようを感じさせられました。

座談会では、体験談を書いてくださった方のうち2名と、ほかに5名が加わってくださいました。

当日は2時間ほどでしたが、短い時間でも妻どうしで互いの体験を聞くなかで気づきを得られる場面があり、共通した課題を抱えた者で話すことの意義を感じました。

座談会では、夫が病気だと分かったとき、病気を受容する難しさ、1番つらかったこと、相談、これからどう生きるか、というテーマで話していただきました。

これらの体験談と座談会を通して、精神疾患を患う夫の妻が体験したことと、必要な支援について考えていきたいと思います。

1　妻が体験したこと

・病気にとまどう

結婚前から夫に精神疾患の既往があった人は体験談の小森さんのみであり、他の方は結婚後に夫が発症していました。

小森さんのご主人は結婚前に統合失調症の診断を受けていましたが、母親から「このことは誰にも言わないように」ときつく口止めをされていたためか、小森さんが病気のことを知ることはありませんでした。

今回の皆さん以外でも、私がこれまでお話を聞いた妻のほとんどの方は、夫が発病するまで精神疾患に関する知識がありません。

小森さんが「まさか」と思ったように、精神疾患は生涯のうち4〜5人に1人は罹患するありふれた病気であるにもかかわらず、自分の家族が精神疾患になるとは思わないのが普通だと思います。さとさんは、「うつと言われても、どんな病気なのかよく分からなくて病院を転々とし、診断名がついて薬が定まるまでがすごくつらかった」と振り返っています。

・精神疾患は理解するのが難しい病気

私は看護師と保健師教育の中で精神疾患について学び、知っていましたし、精神科病棟での実習も経験していました。それでも精神疾患の理解は身体疾患の理解に比べて相当に難しかったと思います。多くの保健師は精神疾患の方の対応に困難を感じているという調査[1]結果もあります。精神疾患を理解することは難しいのです。

理解することが難しい理由には、外見や検査データなどの客観的指標が基本的にない、症状が多様、状態が安定しないなどがありますが、中でも妻を悩ませるのは、性格と病気の区別がつきにくい、という理由です。

さとさんやあきさんは「人が変わったよう」になったと話されています。本来とても優しい人が暴言を吐いたり、蹴ったりして、突然怒りを発散させるように変わることを近國さんは「瞬間湯沸かし器」と表現されていました。

近國さんのご主人は、出会い系サイトにはまったり、知らない女性に会いにいくなどの性的な裏切りともとれる問題行動も出ていました。

---

(1) 飯島清美子他：日本公衆衛生看護学会誌　市町村保健師が精神保健分野の個別対応で抱える困難2016年5巻2号 144-153

小森さんは体験談で、ご主人の症状を「一度言ってもまた同じことを聞く」「会話を飲み込むテンポが遅い」「ピントがずれたことを言う」「いつどなってくるか分からない」「いきなりどなって言うことだけ言ったかと思うと、その後ころっと態度が変わる」と列挙してくれています。このような症状について小森さんは、「どこまでが病気の症状なのか、もともとの性格なのか判断できない」ことが多くあったと振り返っていました。

小森さんのご主人は統合失調症、他の皆さまのご主人は双極性障害です。

統合失調症の場合は、幻覚や妄想などの陽性症状、無気力や思考の貧困などの陰性症状のほか、認知機能障害というものがあります。記憶力、注意・集中力・判断力などの低下があり、仕事や家事などの作業に支障が生じたり、意図をくみ取るなどがうまくいかずにコミュニケーションに支障が出たりします。このような症状は分かりにくいと思います。

双極性障害を患う夫に見られていた、活動性の亢進《こうしん》、易怒性《いどせい》、異常な浪費、性的逸脱行為は、躁状態に起こっていると考えられます。

躁状態で起こした問題行動によって、社会的信用を失い、症状が安定した後も金銭面や人間関係のトラブルが継続することもしばしばです。躁状態は、周囲にとって大きな問題となることが多いです。

しかし、このような行動が精神疾患の症状であることは、精神疾患の知識がない人にとっては理解し難い行為だと思います。

・病気にどう対応すればいいのか

精神疾患を持つ夫に家族としてどのように対応したらよいのかという点も難しいと語られていました。

近國さんは、うつ病についての知識がほとんどなかったころ、「腫れ物に触る」ように接していました。

家でずっと寝ているか、起きているときはパソコンやゲームをしている、そういうことがいいのかどうか知りたかったと、桜野さんは振り返っておられました。

ゆりさんは、自分が夫の病気を治してみせると、マッサージやストレッチなどヘトヘトになるくらいまでやっていたこともあったようです。

えりさんが「私が何かできることはあるのか」を知りたいと言われたように、多くの方にとって、妻としてどうしたらよいのか、何ができるのかを具体的に教えてもらえることはあまりなかったようです。

精神疾患の治療には、薬物治療以外に休養、心理社会的リハビリテーションなどがあります。休めてリラックスできる環境も大切なので、家にいるとやはり家族の対応は重要になってくると思います。

保健所や医療機関では、ご家族が病気の知識や対応方法を学ぶために家族教室を開催しているところもあります。全国にある精神障害者家族会でも講演会を開催していたり、家族どうしで学び合う「家族による家族学習会」というプログラムもあります。

いずれもベビーシッターの対応をしているところは少ないですし、そもそも時間を作って学びに行くというのは妻にとっては難しいことだと思っています。オンラインでも学べる機会は増えていると思いますので、病気を学ぶということはきっと家族の助けになると思います。

今回の執筆者の方も病気についてご自分で勉強されていました。

小森さんは、家事・育児・仕事と忙しい中、勉強会に参加して対応の仕方を学ばれたそうです。

しかし、休んでいる夫を見ると、「病気を持っていると休めていいわね」と言ってしまい、「病気のせいだからと思おうとしても、頭では理解できても、気持ち的に納得できない」という経験をされていました。「家族なのだから」優しく接しないといけない。「家族なのだから」と言われるたびに、「やりきれない思いになった」とつらい心境をつづってくださいました。近國さんは、夫が暴力を振るうことについて病院で相談すると「病気がそうさせている」と言われただけで妻の身を守る方法は教えてもらえませんでした。

おそらく支援者は、家族のことを精神疾患のある本人の「ケアラー」（介護者）としてしか見ていなかったのでしょう。

しかし、毎日生活する近い関係であるからこそ、「家族であるからこそ」頭では分かっていても感情がついていかなくなるということは起きてきます。妻にとっては、患者である前に、夫であることに変わりはないのです。

私たち支援者は、妻に「ケアラー」としての対応を求める前に、妻自身も支援を必要とする人として、やりきれない思いを受け止めてあげることが必要なのだと思います。

・妻に生じる精神的負担

精神疾患を患う人と暮らすと、家族はさまざまな影響を受けます。中でも精神的な負担は大きいと思います。

近國さんは、夫が躁状態だった際、買い物がうまくいかなかったことで夫から猛烈に責め立てられ、土下座させた上に頭を踏まれました。その後、精神的なバランスを崩し、ご自身も精神科に通院されるようになりました。

あきさんも一時期精神的に参ってしまったと話されています。

家族会の全国調査では、家族の37・9%がこれまでに精神的不調に対する処方薬を服用したことがあると回答しています。(2)

精神症状が激しい時期は、家庭に「修羅場」が訪れますし、自殺願望、突然家を飛び出すなど、生命の危機を感じて目が離せないことが起きることもしばしばです。そのような激しい状況での負担もありますし、毎日気を遣わなければいけないという慢性的な負担もあると思います。

急性期に起きた修羅場の経験、特に暴言や暴力を受けた経験は長期間にわたって影響を及ぼすことがあります。

(2) 全国精神保健福祉会連合会：精神障害者の自立した地域生活を推進し、家族が安心して生活できるようにするための効果的な家族支援等の在り方に関する調査研究，2010

小森さんは、夫が通院などで出掛けて1人になるとほっとして力が抜けそうになるが、風などで扉の閉まる音がすると「びくっ」とすることもあるそうです。座談会でもなるべく平穏に暮らしたいと話されていました。このような話は親の立場の方からもよく伺います。

統合失調症を患う長期入院中の患者さんの家族に行った調査では、57・9%の方がPTSD（心的外傷後ストレス障害）のハイリスクだったと報告されています。[3] 日本人のPTSD生涯罹患率が1・3%である[4]ことと比べると、とても多いです。家族のことをケアラーとして見るよりも先に、支援を必要としている人として見て、支援する必要があると思います。

・経済的不安

今回、多くの妻は経済的に不安を感じていました。

はなさんは、夫が休職しているとき、貯金を切り崩しながらの生活が続き、先の不安が毎日付きまとっていたと振り返っていました。

（3） 梶谷康介ら：長期入院統合失調症患者の家族の精神的健康度、精神医学、50（2）:169-172

（4） Kawakami, et al., Trauma and posttraumatic stress disorder in Japan: Results from the World Mental Health Japan Survey. J Psychiatr Res. 2014 June; 53: 157-165. doi:10.1016/j.jpsychires.2014.01.015.

さとさんは、結婚したときは共働きでしたが、夫の収入が安定していたので仕事を辞めて専業主婦になりました。その後、夫が発症し、退職転職を繰り返すなか、「家計的にもすごく不安定」になり、仕事を始めました。

小森さんも家計をなんとかしようとパートタイムの仕事を増やしています。

精神疾患を患うと、休職や離職になることも多く、病気の回復に見通しが立ちにくいという病気の特性もあり、経済的不安は生じやすいと思います。そのうえ、躁状態では、浪費も起きてしまうことがあります。

近國さんの夫は、数百万円の預金を使い果たしてしまいました。症状とはいえ、経済的に追い込まれてしまいます。子どもをもっていれば余計に経済的な不安は大きくなっていきます。

あんなさんは、クレジットカードを持たさないようにされましたが、そのような対策が必要であることを支援者が伝えることが必要だと思います。

配偶者会で経済的不安を語る方は、夫よりも妻の立場の方が多いです。それは、男性が仕事、女性は家庭、といったジェンダー役割があり、妻は結婚後に専業主婦になった家庭が多いからだと思います。

精神疾患があるとどうしても仕事を続けることが難しくなります。

ジェンダー役割は精神疾患を患う夫も苦しめますし、一緒に暮らす妻にとってもつらいことだと思います。私が知っている、精神疾患を患う夫の中には、自分は仕事をせずに専業主夫となり、妻が仕事をするというスタイルをとっている方が複数いらっしゃいます。

仕事、家事、育児の分担は、家庭それぞれで違って構わないのではないでしょうか。

・夫との関係がぎくしゃくする

夫に休養が必要になり、休職するようになると、家に一日中夫がいることになります。

これは家庭にとっては大きな変化になります。毎日一緒に生活していれば、見たくなくても目に入ってしまいますし、一緒の空間を共有するので影響を受けます。

妻は育児と家事に追われ、休む暇がないのに、夫は寝ている。

このとき、はなさんは、「私はこんなにがんばっているのに！毎日寝ているだけなんて！」と怒りが湧いてきました。そのような暮らしが続き、必死にがんばっているのに、近國さんやえりさんは、「おまえのせいで病気になった」と責められ、さとさんは「夫からは感謝されない。どっちかと言うと…文句を言われたりする」と言われていました。えりさんは、「離婚したい」「子どもを俺が引き取る」と言われ、小森さんは、「出て行け、家政婦を雇った方がましだ」と言われていました。

がんばっている妻にとって、夫から文句を言われたり、さらには、禁句だと思いますが「離婚」を安易に口に出されたことは、がんばってきた糸が切れてしまうような経験だったと察します。私が親しくしている精神疾患を患う当事者の方からも、病状の悪いときは体が動かないということはよく聞きます。当事者も好きで寝ているわけではなく、動きたくても動けない、働きたくても働けないので、自分を責めていたり、家族に申し訳なく思っていたりするのではないかと思います。

しかし、傷つくことばを投げられると妻はつらいですし、がんばっているのにやりきれないと思います。当事者の方は、ことばで説明することが苦手な人も多いので説明が不足しがちだと思いますし、気持ちに余裕がないとついきついことばが出たり、人に当たってしまうことも比較的よくあることではないかと思います。

このような当事者との行き違いは、妻だけでなく、親との間にも生じます。甘えているのだと思いますが、落ち着いたときに、「さっきはごめんね」などと言ってもらいたいものです。

・親族に助けられた人、傷つけられた人

夫が精神疾患になって、親族に助けられた妻がいれば、傷つけられた妻もいました。

はなさんにとっては、いつも支えてくれた人は実母でした。実母の支えなしでは乗り越えられなかったと書いていらっしゃいます。誰でもいいからSOSを出し、1人で抱え込まないことの大切さも教えてくれた存在でした。

実の両親でも、桜野さんは、「だからそんな人と結婚しなきゃよかったじゃない」と言われたそうです。その後、彼女は親に相談できなくなりました。

義父母との関係は難しい場合が少なくありません。

近國さんは、夫の入院中に義母から頻繁に電話があり、「信じられない、うちの子に限って」「病気のことは絶対によそに話さないでちょうだい」と言われました。夫が暴力を振るったことについても、「男だから仕方がない、あなたが我慢すればいいんだ」「あなたが好きで結婚したのだから我慢しなさい」と言われ、自殺未遂をされています。

その後、夫から妻に暴力があって別居した際、義父母が夫をケアしたことで、妻の大変さを理解してくれたそうです。

小森さんは、義母から「がんばっている夫に対して妻としてひどい態度だ」と激しい口調

で責め立てられました。夫が義母に家庭のことを伝えていたのです。

小森さんは、「体に力が入らなくなり」心療内科を受診されています。その電話をきっかけにこれまで我慢していたものが「プツッ」と切れて、「やりきれない」という気持ちしかなくなってしまいました。親の立場と配偶者の立場では、これほど気持ちや捉え方が違うのだと強く感じたできごとだったと振り返られています。

親からすると、自分の大切な息子が精神疾患を発症したことを受容することが難しいということもあると思います。別居していると生活が見えないため、大変さを理解することも難しいかもしれません。夫のことばだけを聞いて、行き場のない気持ちを一緒に暮らしている妻に向けてしまうこともあるような気がします。

精神疾患は偏見が強くてなかなか人に相談することが難しい疾患です。だからこそ親族に理解してもらうことは妻の支えになり、とても重要なことだと思います。

・妻を救ってくれた転機となった出会い――主治医、カウンセリング、配偶者会

夫が精神疾患を発症して、将来の不安が募る中、妻を救ってくれた転機となった出会いには、親族以外に、主治医、カウンセリング、配偶者会がありました。

主治医については、はなさんとあんなさんが書かれています。

はなさんにとっては、主治医の説明が転機の1つになりました。

夫が毎日寝ているだけでストレスがたまっていたころ、夫の主治医からの申し出で、診察に同伴して説明を受けました。

「うつ病を理解してほしい。そのために勉強してほしい」「寝てばかりいる夫を責めないでほしい」などの説明をしてくれました。それを聞いてはなさんは「心にストンと落ちた」と表現されています。その後、ご自身で勉強を重ね、夫のことを受け入れられるようになっていきました。

あんなさんも信頼できる主治医との出会いがとても重要だったと書いています。

夫は、双極性障害の波をコントロールすることがとても難しく、ご苦労されていました。家から近い精神科に転院し、信頼できる主治医に出会い、20年間1回も休まず通院し、病状も安定に向かいました。

主治医は相性が重要だと言われています。相性がよいと、本人とさまざまな話ができ、そこから状況を把握できて服薬も変わってきます。その信頼できる、相性のよい主治医に出会うことは、治療にとって重要な要素として挙げられることが多いです。

カウンセリングについては近國さんが書かれています。

ご自身のカウンセリングを受け、「自分を大切にする」ということを繰り返し伝えてくれたことで、気持ちが癒えて前向きになれました。

・夫の病気のことを話す、聴く、情報を知る。命が救われた──配偶者会

今回、配偶者会との出会いを多くの方が語られました。

ゆりさんは、夫の統合失調症のことは人に簡単に言えない、身内からも他言するな、うわさがうわさを広めるなどと言われて、誰にも相談せずに抱え込んで乗り切ってきたと言われました。

さとさんは、近所の人からも「あの家大丈夫なのかしら」というような目で見られていると話されました。精神疾患はいまだに偏見が強い病気ですから、偏見を恐れて話さないことが多いと思いますし、親しい友人に精神疾患のことを伝えてもなかなか分かってもらえないこともあると聞きます。

配偶者会に参加して「同じ悩みを抱えているのは自分だけじゃなかった」と思えた小森さんは気持ちが安定していきました。家族会に参加すると誰もが思う「自分だけじゃなかっ

た」という感覚は、孤独から解放してくれ、大きな安心感をもたらし、人を癒やす治療的効果があります。そして、恐る恐る初めて人に夫の病気のことを話しました。

はなさんやさとさんにとって、配偶者会で夫の病気のことを「言える」ということ自体がすごく大きいことでした。誰にも言わない、自分で抱えることがいかにつらいことなのかと思います。「言える」というのは、単に話せるということではなく、話して受け止めてもらえるから安心してここなら「言える」という意味が含まれていると思います。初めて受け止めてもらったときのことを「命が救われた」と語られた家族会の方がいました。

配偶者会で「聴いてもらうこと」や「人の話を聴く」ということも重要だと、はなさんは話されました。話しているうちに自分の考えを客観視したり、整理していたと後から気づいたそうです。実際にいろいろなことを経験した話を聴くことで病気への理解が深まっていきました。家族会などで他の人の話を聴くと、自分の体験と比較するということが自然に起きます。自分の体験が一般的なのか、まれなのか、深刻なのか、など相対的に理解することが可能になります。

また、うまくいった体験、失敗だった体験、いずれもとても貴重な体験であり、自分が実際に行っていない体験からも学ぶことができます。「人の話を聴く」なかで、自分自身と対話し、気づきを得ていきます。人から助言されるのではなく、自分で気づいていくことが自分なりに理解し、自分のものにすることになり、重要なのだと思います。精神医療や薬のこと、精神障がい者向けのサービス、相談先などさまざまな情報を配偶者会で得られるということも参加のメリットです。

えりさんは、配偶者会に出会えるまで本当に遠回りをしたと、配偶者会に感謝をしていました。桜野さんも、配偶者会に出会うまでに10年かかって、それまで1人で抱え込んでいたのがとてもつらかったと話されました。親族にも分かってもらえず、保健所などの公的相談機関でも支援が得られなかったため、配偶者会に出会ったときは「本当にうれしかった」と振り返っておられました。

・幾度となく考える「離婚」

精神疾患の病状が悪化したときに怒られた経験をしていると、夫に気を遣うようになります。

近國さんは、夫の機嫌を損ねることは避け、自分の体調不良があっても言わなかったと振り返っていました。

小森さんは、夫と本音で話せないこと、感情を共有できないことが1番悩んで、困っていることとしてあげられていました。夫婦なのに自分の本音が話せないというのはつらいことだと思います。相手を気遣う「ケアラー」ではなく、なんでも話せる「パートナー」であることを妻は望んでいます。

2人の関係について、近國さんは、友人から「別れたほうがいい」と言われ、あんなさんは、親から「こんな人とこれからも暮らせるのか」と言われて心に突き刺さりました。

さとさんも親きょうだいから「離婚すればいい」「第2の人生があるよ」と言われていました。周囲の人から見ると、なぜ結婚生活を続けるのか、理解に苦しむ状況だったのかもしれません。

実際に座談会に参加されたえりさんは、「皆さんがなぜ精神疾患のある夫さんと生活をしているのかを知りたい」と話されました。

ゆりさんは、「この先ずっと背負っていくのかな」「逃げ出したい」と話されています。

配偶者会では、離婚しようかと幾度となく考えた、という話を聞きます。迷いながら、結婚生活を続けている方は多いと思われます。以前インタビューを分析したところ、子どもの存在が結婚生活を続けるかどうかの判断軸となることが多いことが分かりました。

今回の執筆者では、特に近國さんとあんなさんの体験談でお子さんのことが多く出てきました。

近國さんのお子さんに発達障害があります。子どもの主治医から説明を受けた後は、夫は子どもの発達障害を理解し、家族の雰囲気も劇的によくなり、夫も育児を手伝うように変化していきました。

あんなさんの娘さんにはネフローゼ症候群があり、長い闘病生活に夫婦で対応されていました。

その他、子どもにとって夫婦がそろっていた方がいいということや、夫のよい面が子どもにとって必要だと感じるときなどに結婚生活を続けようと思われていました。

しかし、日々の生活で精いっぱいで自分の生き方を考える暇もなく、結婚生活を続けている方も多くいらっしゃいました。

・いつまでも「ケアラー」でなく「パートナー」で

ご夫婦で生き方を考えた体験については、はなさんが書かれていました。

将来の不安が募ったとき、「私たちはこれからどうなるの?」と質問攻めし、どうしたらよいか分からず、2人で泣いて泣いて泣き尽くした夜がありました。

「泣くことでしか前に進めなかった」と振り返られています。

夫に病気のことがあっても妻の不安をぶつけて、2人で泣いたというお話は、妻は「ケアラー」ではなく、「パートナー」であると感じさせる内容でした。1人で乗り越えずに、2人で乗り越えたということなのだと思います。

そのときに湧き上がってきた気持ちは、「もう、なにも不安に思わない、心配しない」ということでした。

近國さんは、今は穏やかで優しく、明るくノリがよく、正直な本来の夫の姿が現れ、家族の絆や、かけがえのない毎日を取り戻しつつあります。どんなに病気で「人が変わる」ようになっても、妻は本来の夫を愛しているから、大変なことがあっても夫を信じて、乗り越えられるのだと思わされました。

ゆりさんは、27歳になる娘を「君は子どもを上手に育ててくれたね！」と夫が言ってくれたことは、夫しか分からないことで、とてもうれしかったと話されました。

そのことばから夫婦で人生を築くというのはこういうことなのかと感じました。

長年連れ添ったあんなさんは、夫を同志だと言います。

病気を抱えて副作用の強い薬を飲みつつ、娘さんが高校を卒業するギリギリまで働いてくれた夫に感謝していらっしゃいます。

娘さんのご病気のこともあり、夫婦でどれだけの困難を乗り越えてきたのでしょうか。夫婦の在り方を教えてもらったように思いました。

・病気を患う夫と生きて得たもの

夫が精神疾患を患うことは、妻の生き方にも大きな影響を与えていました。

はなさんは、うつ病は、私たち夫婦に「より人生を豊かに、ますます幸せに生きる道を教えてくれた」と思えるようになった、「自分らしい人生を生きる」その大切さを夫が教えてくれたと話されました。

小森さんは、うつ病家族会で「家族が病気になってよかったことを挙げてみてください」と聞かれて、思いもよらない質問でしたが、車の運転ができるようになったことや、他人の悩みを親身になって聞けるようになったことなど、いくつかのことが思い浮かびました。

苦しいときに物事を反対から考える発想法をやっているそうです。

あきさんは、結婚してから自分の性格が円くなったそうです。

家族会の親の方も、「自分の子どもが精神疾患を患ったおかげで、人に優しくなれたり、今まで知らなかった世界を知り、かけがえのない人との出会いをすることができた」というようなことを話されます。

そして、家族会の人は、優しさの中にたくましさをもつすてきな方ばかりなのです。はなさんの言うように「起きることできごとにはすべてに意味があり、1つも無駄な経験はない」のだと思わされます。

・これからの「私」の生き方

えりさんは、自分の理想、あるべき姿を夫に押しつけてきたかもしれないと話されました。夫の気分のアップダウンとは関係なく、自分自身が中心になるものになっていこうと思っているそうです。

夫の収入が無くても、子どもが大学を卒業するくらいまで働いてもいいかなという考え方に変わっているようです。

小森さんは、配偶者会で話を聞くうちに自分の中で変化があったそうです。

それは夫の言動や態度を基準にするのではなく、まず自分がどうしたいか？ どう生きていきたいか？を考えようと思うようになったことでした。

近國さんも「自分を大切にする」、はなさんも「自分らしい人生を生きる」と話されていました。

皆さん、自分を大切に、自分がどうしたいかを中心に据え、自分らしい人生を生きるのだとおっしゃっていて、その姿が清々しく、輝いてみえました。

2　現状の支援やサービス

これまで妻の経験をまとめてきました。これから必要な支援やサービスについて考える前に、現状の支援やサービスについてご説明させていただきます。

・精神疾患のある夫に関する相談

治療につながっている場合は、主治医や医療機関にいるソーシャルワーカーなどに相談することができます。ソーシャルワーカーがいない診療所などでは受付の人に相談して主治医に連絡を取る方法を聞いてみることもあります。訪問看護を利用したいときも主治医への相談が必要になります。

治療につながっていない場合や治療がうまくいっていないと思われている場合は、公的な相談機関である保健所にまず相談されるのがよいでしょう。

子育て中の方ですと、市町村の保健センターの保健師に相談されてもよいと思います。

いずれも納得のいく対応がされなかった場合は、民間で行政から委託を受けている、障害者基幹相談支援センター、障害者相談事業所などでも相談に乗ってもらえると思います。

・制度・サービス

通院医療費は申請すれば、精神疾患の治療にかかる医療費が軽減されることが多いです。自立支援医療という制度になります。訪問看護やデイケアなど医療保険が適応されるサービスも対象となります。

ホームヘルパーなどのサービス利用については、障害者総合支援法という障害福祉の制度で対応されます。

すぐに一般就労が難しい場合にリハビリテーションを行う事業もあります。

市町村の障害担当課が窓口となります。

保育園の入園審査に際して、保護者の精神疾患が加味されることが多いです。

・家族相談

家族相談も医療機関、保健所、保健センター、障害者相談事業所などである程度対応してくれることもあります。

地域には精神障がい者家族の会があります。

全国組織は、全国精神保健福祉会連合会（通称：みんなねっと）です。ホームページ（https://seishinhoken.jp/）から、各地域の家族会の情報も得ることができます。

地域の家族会では、近くの病院や精神科医の情報など口コミレベルで具体的な情報を得ることができます。多くの家族会では、定期的に集まりをもっていますので、実際に会ってお話しすることも可能です。

うつ病の方のご家族が相談できる無料のコミュニティサイト「エンカレッジ」（https://encourage-s.jp/service/）というサービスもあります。

ご家族どうしで困ったことや分からないことを相談したり、つらい気持ちを共有したりされるようです。

専門家が関与しているため、状況によっては専門家からのアドバイスがされることもあります。利用する方は妻の立場の方が多くいらっしゃるということです。

3　これから必要な支援

・疾患と対処を理解できるような支援

精神疾患は分かりにくく、身近で支える妻には主治医から説明をしてもらうことが重要なことだと思います。そのためには、診察に同伴することが必要ですが、夫から拒否されることもあり、妻を悩ませています。

桜野さんは、主治医から妻を連れてくるように勧めてもらうことで同伴が可能になりました。妻が家庭でのようすを伝えることで主治医は多角的な情報を得ることもできますし、対応の仕方を助言することで妻も夫も楽になると思います。

医療では診断をつけるだけでなく、家族の気持ちを受け止めることも重要だと思います。さとさんは、医師から「うつですね」「適応障害ですね」と軽い調子で言われて、「そんな簡単な問題じゃない！」と思ったと語られていました。

医師は診断名をつけているだけで、病気で「人が変わってしまっている」ような状況を重く受け止めてくれていないと感じたのではないでしょうか。

診察だけではなく、疾患や対処の仕方を理解できるように、医師以外の支援者による家族教室や個別相談もぜひ充実させていただきたいです。

・**配偶者自身の相談に乗る**

精神疾患を患う夫の話は、医療従事者が聞いてくれますが、妻自身の悩みを聞いてくれる相談機関は残念ながら少ないです。

小森さんは、病休を取ってまもないころに会社の健康保険組合の保健師に話を聞いてもらったことがあり、とても救われた気分になりました。話を聴いてもらえるだけで随分違うようです。

相談先が見つからないのがとてもつらかったと話したのは、さとさんと桜野さんでした。子どもの乳幼児健診を通して市町村の保健師につながったり、保健所の精神保健相談につながりましたが、タイムリーな相談ができない、相談しても解決策がなく、「ため息をつかれた」と力になることはなかったようです。

まず相談できて、そこから先に、必要な機関につなげてくれるようなことが1番の願いだと言います。私自身が保健師であり、妻の力になれなかったことを申し訳なく思います。支援者自身も精神疾患を抱える方の家族をどう支援すればよいかについて考え、勉強していく必要があると言えるでしょう。

夫とともにどう生きればいいのか、といった、妻自身のことを相談できる場は公的機関としては女性相談センターがあります。

その他は民間のカウンセリングくらいしか対応できていないように思います。疾患や障がいのある本人だけでなく、その家族自身の人生について相談に乗ることも広く行われるようになってほしいところです。

妻は、子どものことを心配します。

小森さんの息子さんは、自分が中学受験で勉強に励んでいる時期、夫について「なぜ家にばかりいるのか」と言っていました。

子どもに夫の病気のことをいつどのように伝えればよいかということは、多くの方が悩まれます。

躁状態など病状が悪化した際などに生じやすい、夫婦げんか、暴言や暴力などは子どもにどのような影響を与えるのか不安になることも多いと思います。

子どもへの接し方についてもあわせて相談に乗ってもらいたいと思います。

・配偶者どうしが話せる場

本書で体験談を書いてくれた方や座談会で話してくださった方は、皆さん配偶者会にとても感謝していらっしゃいました。

東京のほか、京都、大阪、福岡、埼玉、函館などで配偶者に特化した会があります。

精神障害者家族会連合会や行政の支援を得て、各地で開催されることを期待します。

・子ども自身が話せる場

子どもは親の機嫌が悪くなるときや、けんかが始まるときなど、周囲に敏感になっていることが多いでしょう。

物心がついたときから同じ状態であれば、自分がつらくなっていることにさえ気づいていない、これが当たり前と思っていることもあると思います。

子どもの話を聴いてくれる人がいると自分の気持ちを吐き出したり、整理したりすることができると思います。

「配偶者の会」で同時開催している、子どもの立場での話し合いでは、小学生から自分の思いを話すと聞いています。

そのほか、スクールカウンセラー、祖父母など、誰かに気にかけてもらえると自分の気持ちに気づき、自分を大切にするということにつながってくれるのではないかと期待します。

・**家族の関係性への支援**

家族は身近であるがゆえに、互いに期待し、甘え、時にことばがきつくなることもあります。

体験談でも、病気と分かっていても、家族だからこそ優しくなれないことがありました。夫からの傷つくことばでやりきれなさを感じる場面も語られました。

夫婦げんかをしても、おそらく、精神疾患のある当事者はうまくことばにできないことで、言われっぱなしになることも多いと思います。そのようなすれ違いが日々積み重なっていくと考えられます。

子どもがいれば、なぜ自分の父親は他の家と違って会社に行かずに家にいるのか、自分はがんばって勉強しているのに父親は寝てばかりいる、などと思うこともあります。

家族どうし話し合って解決できればいいのですが、間に支援者が入ることで誤解を解いたり、代弁したり、違う見方を与えることができ、家族の関係性が改善することがあると聞きます。

当事者を担当する人、配偶者を担当する人、子どもを担当する人、それぞれに話を聴いてくれる人がいて、チームで支援するような体制が将来できると、家族の関係性への支援もやりやすくなるのではないかと期待します。

おわりに

皆さま、精神疾患を患う夫と暮らす妻の体験談をお読みになり、どのようにお感じになったでしょうか。

私は、改めて妻や家族であっても「自分の人生を生きる」ということを大切にすることを考えさせられました。そして夫婦で「私たちの人生をどう生きるか」ということへの理解や支援がもっとされてもいいのではないかと思いました。

「起こることできごとにはすべてに意味があり、1つも無駄な経験はない」ということばが印象に残っています。

どんな夫婦も人生をともにすれば何らかの苦難にぶつかると思います。それをどう意味づけるか。起きた過去を変えることはできないが、夫婦でどう意味づけられるかによって未来を変えることができる、そう教えてくれたように思います。夫が心を病んだからこそ得られた、生きるうえでの意味を見いだすということは簡単なことではないと思います。しかし、本書に登場された妻たちが魅力的である理由は、そこにあるのではないかと感じさせられました。

本書は、みんなねっとライブラリーの3冊目になり、精神障がい当事者のご家族に焦点を当てています。

家族会に参加される親の方は、子である当事者のことで頭が一杯で、自分は何が好きだったのかさえ忘れてしまうほど、自分のことを考えられなくなっている方が少なくありません。

妻もまた自分を犠牲にして、家事、育児、仕事をこなし、自分のことを考える余裕などとてもないという方が多くいらっしゃいました。

身近にいるご家族は、大切なわが子や配偶者のために必死になって、自分が心身ともに限界であることにも気づかないのだと思います。

ご家族の中には、家庭を去ったり、意図せず当事者と本音で話すことができなくなっていたりする方もいらっしゃいます。

このような状況は、愛情うんぬんの問題ではないのではないように思います。

家族に精神科治療を受けた方やＰＴＳＤのハイリスクの方が多いという調査結果が家族の限界を証明しているように思えるのです。

家族の誰かが精神疾患を患うということが、家庭全体に与える影響がいかに大きいかを物語っているように感じます。

仕事に行けず家にこもりがちな疾患特性があるのに、長年入院中心の精神医療が続いたがゆえに家庭に精神医療は届かず、偏見が強い疾患ゆえに家族が外に支援を求めることも難しい。

そのような状況のなか、家族だけで孤独に必死に、自分のことなど考える余裕もなく、支えている。この現実をどのくらいの人が知っているのでしょうか。

支援者の方には、家族にも支援が必要であることをぜひ知っていただき、家族自身に目を向けてもらいたいです。

私は、最近当事者の方とよく交流をしています。

当事者と親がなかなか本音で話せず、認識にずれが生じやすいということがあるため、互いの気持ちや考えを理解するための動画を作成しました。

（そうかいプログラム https://kageyamaresearch.wixsite.com/sokai-program）

その中の当事者から親に向けたメッセージには、「親には人生を楽しんでほしい」「親が幸せそうであるとうれしい」というものがあります。

それは妻など他の家族にも当てはまると思います。

「俺がこんなに苦しいのに、自分だけ楽しんで！」と言う時期もあると思いますが、自分のせいで家族が苦しんだり、我慢したりしていると、家族に迷惑をかけている自分を責めてしまうと話されます。

当事者の気持ちを聞いた今は、家族が自分の人生を大切にすることは、長い目で見ると当事者の人生を大切にすることにつながるのではないかと私は考えています。


ご家族は当事者のことだけでなく、ご自分のことも大切にしてください。

自分の人生があることも忘れないでほしいです。

これが本書で私が1番伝えたい、妻たちからのメッセージです。

2020年10月

蔭山正子

本書で紹介しているウェブサイト

精神に障害がある人の配偶者・パートナーの支援を考える会
（配偶者の会）
https://seishinpartner.amebaownd.com/

精神に障がいのある方の家族が結成した団体
全国精神保健福祉会連合会（通称：みんなねっと）
https://seishinhoken.jp/

精神疾患・障がいがある方の家族向けコミュニティサイト
みんなねっとサロン
https://minnanet-salon.net/

うつ病の方のご家族が相談できる無料のコミュニティサイト
エンカレッジ
https://encourage-s.jp/service/

精神障がい当事者と家族の相互理解学習プログラム
そうかいプログラム
https://kageyamaresearch.wixsite.com/sokai-program/

みんなねっと
ライブラリー

こころが大切にされる時代に向けて――

公益社団法人 全国精神保健福祉会連合会 監修のもと、 生きづらさを抱える本人と家族が安心して暮らせる社会をめざす一般向け書籍シリーズで、 家族、 当事者、 医療、 福祉、 介護など、 さまざまな分野の著者が執筆します。
令和元年7月創刊。

みんなねっと
https://seishinhoken.jp/

みんなねっとは精神に障がいのある方の家族が結成した団体です。ひとりで抱え込まずに、まずはお気軽にご相談を。

ペンコムの
「みんなねっとライブラリー」 シリーズ

追体験 霧晴れる時

今および未来を生きる 精神障がいのある人の家族
15 のモノガタリ

著・青木聖久

（初版 2019 年 7 月 11 日）

静かなる変革者たち

精神障がいのある親に育てられ、 成長して支援職に
就いた子どもたちの語り

著・横山恵子 , 蔭山正子 , こどもぴあ

（初版 2019 年 11 月 11 日）

心病む夫と生きる方法

統合失調症、 双極性障害、 うつ病…9 人の妻が
語りつくした結婚、 子育て、 仕事、 つらさ、 そして未来

著・蔭山正子

（初版 2020 年 11 月 2 日）

◎著者
蔭山正子（かげやま・まさこ）
大阪大学大学院医学系研究科保健学専攻公衆衛生看護学教室／准教授／保健師
大阪大学医療技術短期大学部看護学科、大阪府立公衆衛生専門学校を卒業。病院看護師を経験した後、東京大学医学部健康科学・看護学科３年次編入学。同大学大学院地域看護学分野で修士課程と博士課程を修了。保健所精神保健担当（児童相談所兼務あり）・保健センターで保健師としての勤務、東京大学大学院地域看護学分野助教などを経て現職。主な研究テーマは、精神障がい者の家族支援・育児支援、保健師の支援技術。

◎協力
前田 直（マエダ・スナオ）
精神に障害がある人の配偶者・パートナーの支援を考える会代表。杏林大学保健学部作業療法学科／助教／作業療法士／保健学修士

精神に障害がある人の配偶者・パートナーの支援を考える会
（配偶者の会）

◎監修
公益社団法人 全国精神保健福祉会連合会（みんなねっと）

心病む夫と生きていく方法

統合失調症、双極性障害、うつ病…
9人の妻が語りつくした結婚、子育て、仕事、つらさ、そして未来

2020年11月2日第1刷発行

編著者　蔭山 正子
発行者　増田 幸美
発行　株式会社ペンコム
〒673-0877 兵庫県明石市人丸町2-20 http://pencom.co.jp/
発売　株式会社インプレス
〒101-0051 東京都千代田区神田神保町一丁目105番地

●本の内容に関するお問い合わせ先
株式会社ペンコム TEL078-914-0391 FAX078-959-8033
●乱丁本・落丁本などのお問い合わせ先
TEL03-6837-5016 FAX03-6837-5023 service@impress.co.jp
（受付時間／10:00-12:00、13:00-17:30 土日、祝日を除く）
※古書店で購入されたものについてはお取り替えできません。
●書店／販売店のご注文窓口
株式会社インプレス受注センター TEL048-449-8040 FAX048-449-8041
株式会社インプレス出版営業部 TEL03-6837-4635

装丁　矢萩多聞
編集協力　倉沢知裕　本文イラスト　Nicco
印刷・製本　株式会社シナノパブリッシングプレス
 ISBN 978-4-295-40474-3